修《しゅう》真《しん》

生命を高める道

孫 俊清

Sun Junqing

〔修真〕

～生命を高める道～

もっと大自然に近い生き方、自らの生命を高める方法

去年、コロナウイルスが流行っている頃に、私も感染してしまいました。

それがきっかけで、三か月間、さらに続く三か月の間、何処にも行くことなく、毎日家の中で、時間の流れを静かに感じながらの生活を送っていました。

故に静かに、じっくりと静かにいろいろなことを、前よりもっと広い視野で考えられました。そして人間世界における生活習慣と文化に関して、人間の枠の外から見ることができ、その良し悪しを判断することも出来るようになりました。

例えば、毎日の欠かせない食事は、体の健康や精神の安定、性格などに大きな影響を与えます。今まで多くの種類の動物や魚介類などが、食べ物として考えられ、扱われてきました。しかし今回初めて、私はこれらの生き物が、我々と同等の生きる価値を持つ生き物でもあり、食べ物ではないことに気付きました。

現在も多くの人たちが、動物や魚介類などを殺す行為と、それらを食べる行為を日々行っています。それはより多くの病気、苦しみ、災いなどを、自分自身に招く一つの要因にもなっています。

大勢の人たちが、体の健康のため、精神の調和のため、毎日様々な練習を行っているようです。しかし長年をかけて練習を続けても、必ずしも体の健康と精神の調和が維持されるとは言えないでしょう。というのは、それらを維持するためには、練習だけでは不十分だと私は感じます。

体と精神は生命の基本であり、食生活と深く関わるものでもあります。人生の中で、生命の中で、何が本当で、何が幻であるか、どんなことが重要であるか、という生命にかかわる真と偽のことを正しく理解し判断して、その理解と判断に従う生活ができるのであれば、これ以上幸せな人生はないと思います。

真は、真実のことでもあります。

生命にかかわる真は、我々が持っている生命、つまり、体と魂、及び気のことです。気の世界、仏教の世界、道教の世界の中での、真の存在のもう一つの意味は、今日も、明日も、将来にもなくなることがなく、ずっと存在している存在のことを指します。

我らの生命が真の存在となるまで、自分自身を磨き続けることは、修真の道でもあります。そしてこの修真の道は、自らの生命を地球の生き物から、天界の存在に戻す一つの道とも考えられます。

2021年7月19日

目次

第一章　生命

1、人の生命の三要素

地球上のほぼ全ての生き物は、水と光によって生まれ、生きています。水と光は、地球上の生き物の生命の元とも考えられ、私たち人間も例外なく、水と光で生まれ、水と火で命を維持しています。

水と光で生まれた私たちの生命の特徴は、物理的な体と、非物理的な魂の組み合わせであるということです。更に、魂と体以外に、もう一つ特別な存在が、命を支えています。それは気です。この三つは、人の生命の基本の要素として、どれも生命にとって重要で欠かせない存在です。

「道徳経」に〝三生万物〟という言葉があり、その意味は、三つの要素で万物が生まれるということです。最初の二つの要素は、天と地、つまり光と水です。三つ目の要素は、空気です。

人の生命の誕生は、焼き物を作ることと同じようです。焼き物を作るときに、まず土と水を混ぜ、器の形を作り出します。最後に火を通すと、焼き物が出来上がります。この火が、焼き物をつくり上げるために肝心な要素で、まるで空気が人などの命をつくり出すために重要なことと同じです。

生命の三つの要素の中の、どれか一つの要素だけでも無くなったり働かなくなったりすると、他の二つの要素の働きも駄目になってしまい、生命が終わります。これはまるで三本足のテーブルのようで、一本の足がなくなると、そのテーブルがひっくり返ります。

人が寿命を迎えるか、体の老衰・病気・事故などの原因で、体の血の流れが止まったり内臓の機能が駄目になったりすると、まず持っている体が死んでしまいます。その後、魂も自然にその人の体から去って行き、持っている気も消えてしまいます。

同じような原因で持っている気が先に消えてしまっても、体の血液の流れも機能しなくなって体が死んでしまい、魂も体から去って行きます。更に、魂が先にその体から去って行っても、その人の息も自然に停止して死んでしまい、持っている気も消えてしまいます。

しかし例外もあり、魂が体から去って行っても、しばらく生きている人もいました。理由の一つは、人が持っている魂が、一つだけではなく三つあるからです。

中国には、三魂《サンコン》という言葉があります。普通、魂と呼ばれる存在は、魂の中の主役の魂(天魂）で、輪廻転生に関わる魂のことです。ほかの二つの魂（地魂と人魂）は、主役の魂の副社長や秘書のような役割をもっている存在です。

もし、三つの魂が一緒にその人の体から去っていくと、その人の命がなくなります。が、主役の魂だけが体から去っていく場合には、その人が持っているほかの二つの魂があることで、しばらくその人の命を支えることが出来ます。例えば、修行者や修練者の中に、自分の魂が自由に体から出入りする人もいるようです。このような人たちは、もっている体と気の状態がとても良い状態に保たれているので、一つの魂だけが体から出ても、暫くの間は問題無いようです。

また、人の念が強すぎる、あるいは難病にかかり生命力がかなり弱くなっている場合にも、三魂の中の一つの魂が生霊となって体から出ていく可能性があります。

2、四つの空間と関わる私たち

今の世の中では多くの人々が、物理的な世界しか存在しないと思っています。人々がこのように思う理由の一つは、今の科学は物理世界以外の存在に対する理解が、まだ出来ていないからです。

実は、生命の三要素を持つ私たちは、四つの世界、つまり四つの空間と関わりがあります。

まず、物理の世界に生を得た私たちは、物理的な体を持っています。この体を持っている限り、物理の世界の中に存在していられます。そしていつか持っている体が機能しなくなったら（死）、物理の世界から離れ、この世界との関わりもなくなります。その後、その亡くなった人、自分という存在は魂だけになってしまい、霊になり、霊界、つまり精神世界に入ります。もしその霊が生きていたときに沢山の善行を積み重ねていたら、その善行からの光により、天界の存在となることが出来ます。更に、もしその霊が、生きていたときに気に関する修行や修練などを奥深く行ったことがあるとしたら、その修行や修練に関わる気の空間、つまり気の世界に存在することが出来ます。

そして気の世界は一つだけではありません。実は二つの世界があります。人の生命は、体と魂の組み合わせですので、体による気と、魂による気があるのです。

身体による気は、薄い霧のような気で、体と深くかかわり、体にかなりの影響を与え、体の状態を左右することが出来ます。これは霧の気とも呼ばれま

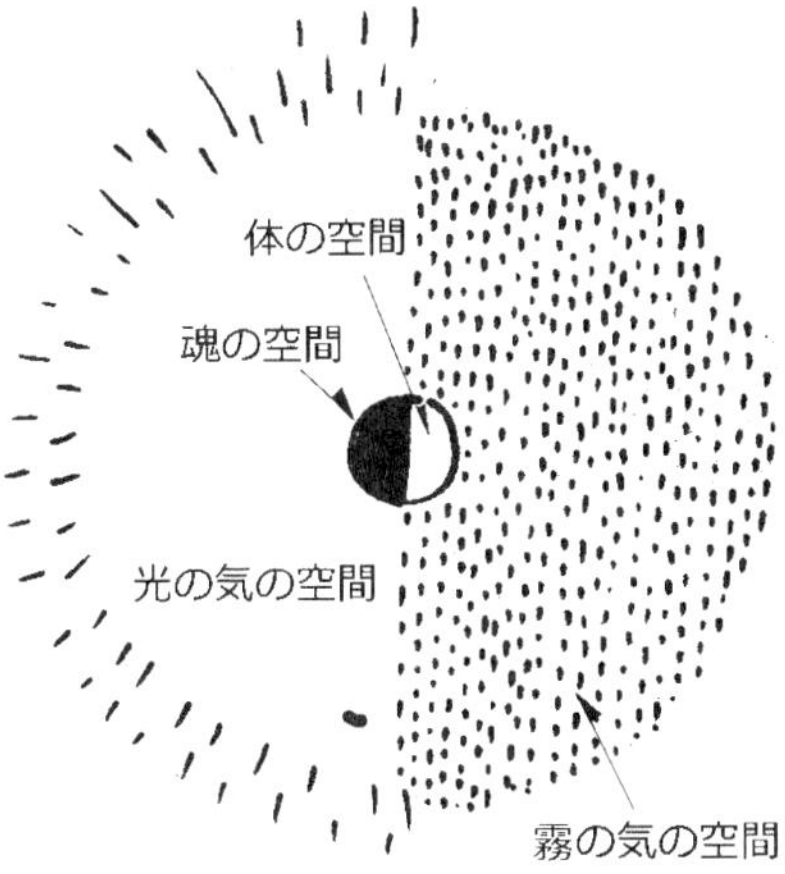

す。また、反対に、体の良し悪しの状態が、体の気の質と量を左右することも出来ます。魂による気は、光のような気で、人の意識と精神状態にかなりの影響を与え、更にそれらを左右することが出来ます。光の気とも呼ばれます。また、逆に人の意識と精神状態が、光の気の質と量にも影響を与えます。

この人が持っている「体」と「魂」、「霧の気」と「光の気」という四つの存在は、それぞれ自分なりの空間、つまり自分なりの世界に存在しています。

私たちの生命も、これらの四つのものをもつことで、当然、これらの四つの空間、つまり、四つの世界と関わっています。

一つは、体と関わる物理の世界です。

二つ目は、魂と関わる精神世界です。

三つ目は、体による霧の気の世界です。

四つ目は、魂による光の気の世界です。

ここで、生命と関わる四つの世界を説明するのには理由があります。いつか、人が亡くなったときに、物理の世界との関わりを失ってしまいます。そして、その次にどこの世界に存在するかということは、何より重要です。

なぜかというと、命が亡くなり死んだとしても、自らの存在がすべて滅びるのではなく、魂と意識が続いて存在します。そして、それらがどこの世界に存在し続けるかは、生きているときに行なった修行や修練、善行の積み重ねと、深く関わっています。

3、人の神性

人は、地球上の大自然の生き物の中で、最も不思議な存在です。理由は、動物の世界の中で、人間の体の形だけは、神様が自分の形をとってつくったそうです。ですから、人の体の中に神様と同じような性質のもの、つまり神性の遺伝子のようなものもあるはずです。この神様と同じ性質のものは、私たちにとって、自分自身が聖なるものになるための種でもあり、神の世界に入るためのカギでもあります。

もし、私たちがある方法を通して、これらの種を発芽させ、成長させることが出来れば、聖なる力をもつことや、聖なるものになること、そして天界に入ることなども当然可能です。

種の一つ目は、真如と呼ばれ、胸の真ん中と重なる場所にあり、天の光の気と同じ質を持っています。二つ目は、先天の気とも呼ばれ、女性の子宮と重なる場所にあり、天の霧の気と同じ質を持っています。三つ目は、両眉の真ん中のところ、奥一センチから三センチまでの間に、第三の目という非物理的な目があります。

この第三の目は、本来、誰でもそれを使え、そして気の世界と精神世界を見ること、及び目に見えない動物を見ることが出来ます。しかしストレスと悩み、自我のための意識と業の罪などが頭いっぱいまで溜まっていることで、第三の目を開くことすら出来なくなり、それが機能していません。

そして四つ目は、中脈です。これは、百会というツボ（頭のてっぺんのところ）から、会陰というツボ（肛門と陰部の真ん中のところ）までの、気の通り道です。中脈は、自分自身を大自然の気と繋げるためのアンテナのような存在で、これを開ければ、修行と修練の高いレベルに到達することが出来ます。

五つ目は、私たち本来の、体をもつ以前の自我という魂、つまり私たちの心です。光のような、周りの存在のために働く機能だけを持っている魂は、その機能を発揮すれば、もっと綺麗で輝くようになります。そして他の存在に対する愛ももっと深くなり、天界に昇ることが出来ます。

人は、聖なる存在になる為に、少なくともこれら五つの種を持っているので、神性を持つものとも考えられます。

4、生命の無限性

人はたったの一つの生命体だと、思っている人が多いようです。しかし、実はそんなに簡単なことではありません。

誰の体の中にも、およそ何十兆単位の細胞が存在し、生きています。これらの細胞も、私たちと同じように自分なりの命を持っています。つまり、何十兆単位の細胞は、何十兆単位の命です。ですから私たちの体は、一つの生命ではなく少なくとも何十兆単位の生命を持っています。

故に昔から東洋哲学の中では、人の体はまるで一つの小さい宇宙のように考えられています。おそらく昔の東洋人たちは、人の体の中に、数の数えられないほどのより小さい生命体が住んでいることを、すでに知っていたようでした。

更に、もし一つの細胞を何百倍、何千倍に拡大したら、また新たな世界を発見する可能性があります。これは、一つの細胞の中にも、また数の数えられないほどの更に小さい生命体が、存在している可能性があるからです。なぜなら自然という方式はすべて無限だからです。

これについて、老子様の「道徳経」第四章に〝其大無外、其小無内〟という言葉があります。「大きい方を観察しても、その終わりがなく、小さい方を観察しても、その限界がない」という意味です。

角度を変えて、宇宙の存在は我々一般人にとっても、今の科学にとっても限界のない存在でもあり、すべてのことを含むという意味でもあります。なぜなら、私たちは宇宙の中に存在し、宇宙の端は、どこにあるかさえ分からないからです。

現実的には、宇宙の外にも、宇宙より遥かな大きな存在があるようです。老子様が、その存在を〝道《ダオ》〟と名付けました。もし大自然の中で、一つの大きな存在の中に無数の小さい存在があるというモードが、どのレベルでも同じだとしたら、道《ダオ》の空間の中には、数の数えられないほどの宇宙が存在していると推理をすることができます。

更に、道《ダオ》の外に行くと、道《ダオ》より遥かな大きな存在もあるそうです。老子様が、この道《ダオ》より遥かな大きな存在を、〝自然〟と名付けました。

「道徳経」第二十五章に、〝人法地、地法天、天法道《ダオ》、道《ダオ》法自然〟と書いてあります。

意味は、人は、地球上のちっぽけな存在として、地球の状況に従って生き、地球は、銀河系や宇宙の中のちっぽけな存在として、銀河系や宇宙の状況に従って存在し、宇宙は、道《ダオ》の中のちっぽけな存在として、道《ダオ》の状況に従って存在し、道《ダオ》は、道《ダオ》の外にある自然という道《ダオ》よりはるか大きな存在の中の、ちっぽけな存在として、その自然という存在に従ってあるということです。

5、生活の価値

日々生活の価値のことに関わっている私たちは、それが習慣になっていて意識をしていないかもしれません。自分にとって価値があるものを求めるために、走りまわったり、働いたりしています。反対に、自分にとって価値がないものを手放したり捨てるために、同じように走りまわったりします。

スーパーに行って食べ物を買うのは、食べ物は食べる価値があるから、百貨店に行っていろいろな食器や家具などを買うのは、それらが使う価値があるから、洋服屋さんに行って服を買うのは、それらを着る価値があるから、美術品などを買うのは、それらのものを鑑賞する価値があるから、……。

反対に、使わないもの、価値がないものを捨てることも普通です。体のできものである胃や腸の中のポリープや、皮膚の下に脂肪の塊などができたときに、これらを切除することはごく一般的です。なぜなら、それらが価値のないもので、しかも邪魔に感じるからです。要するに、価値があるものを求め、価値がないものを捨てるという習慣を、ほぼすべての人が持っています。

これは私たちだけの習慣ではなく、大自然の中にも、同じように価値のあるものが存在し続け、価値のないものが滅びて消える、というルールがあるようです。

例えば、妊娠三か月くらいの胎児は、手足に水かきが付いているようですが、生まれるときにはそれが消えてしまいます。遥か昔の人たちはいつも泳いでいたため、カモのように手足に水かきが付いていたようです。しかし今はその必要性がなくなったので、消えてしまいました。

また体を使って働く人たち、スポーツ選手などは、体に筋肉をつける必要と価値があるからこそ、それが発達しています。反対に、いつも坐りながら頭を使って働いている人たちは、体に筋肉をつける必要がないので発達はしません。

多くの人たちは、生活の中で、高級車や立派な家、たくさんのお金、名誉と地位や権利などの目に見える価値があるものだけを、人生における最も重要なものと勘違いしています。そしてそれらのものを自分の手に入れるために、ずっと走り回っています。それは本当に、人の正しい生き方でしょうか。

このような人たちも、長年の努力によってそれらの欲しいものをすべて手に入れたとしても、いつか年をとって死ぬことを覚悟します。そのとき、これらの手に入れたものに、自分にとって以前と同じように、その価値と必要性を感じるでしょうか。

おそらくこれらのものの必要性と価値は、結局なくなるでしょう。人が死を迎えると、その人の魂は生きていたときに積み重ねた善行の徳と、犯した業の罪だけと一緒に、死の世界といわれる精神世界に渡って行きます。そのとき、もっているあらゆる価値があるものを伴うことが出来ず、自分の体さえ、この世界に残されてしまいます。

一生をかけ手に入れたこれらの価値あるものは、生活のための価値があるものばかりで、決して生命にとって価値があるものではありません。これらの生活の価値があるものをいくら手に入れたとしても、生活は変わりますが、生命そのものとはまったく関係がなく、生命は何も変わることがありません。

更に、これらの手に入れた目に見える価値があるものは、自分や家族にとってはかなりの価値があるものかも知れません。しかし、大自然にとっては、これらは価値のあるものではなく、むしろ、大自然の中のできもの（腫瘍）のようにしか見えません。

結局、このような人たちは、なんのために生きているのか分からなくなりました。

6、生命の価値

生活のために価値があるものと、生命のために価値があるものという概念は違います。生命の価値は、生活と関わる値段の付いているものの価値ではなく、あくまでも生命体としてもっている体、魂、気という生命の三要素と関わること、そして周りの存在にとっての、自分の生きる必要性と価値のことです。

大切なのは、より健康な体、より広い心、より清潔な気をもつことです。それが出来れば、生命の質が良くなり、生命の価値が上がります。

そして、よりたくさんの存在たちをできる限り助けてあげることとは、周りの存在にとっての私たちの生きる必要性と価値です。

大自然の中で、私たちを含め、ほぼすべての生命が、大自然の恵みによって生まれ、大自然の恵みによって生きられます。これは、沢山の生き物にとって、大自然が存在する必要性とその価値です。

太陽が無ければ、私たちは生きていられません。

水が無ければ、私たちは生きてられません。

空気が無ければ、私たちは生きていられません。

地球が無ければ、私たちは生きていられません。

これは、太陽の存在する価値、水の存在する価値、空気の存在する価値、地球の存在する価値です。彼らの生命の価値ともいえます。私たちは自分の生命の価値を増やすために、出来る限り、太陽のように、水のように、空気のように、地球のように、努力をするべきです。

私たちが、自分の生命の価値を高めて増やしていくと、持っている気が大自然の気と繋がることができて、まるでコンセントに繋がっている電球のように、ずっとエネルギーがいっぱいで元気な状態になります。

そして、体がより健康になり、精神がより安らかになり、心がより広くなり、性格がより明るくなります。そして持っている気も、光り輝くようになります。

スペインで出会った一人の女性がいます。２０１２年に、仕事でスペインにあるサルシヤ(Zarcilla de Ramos) という田舎のとても小さな町に行きました。

そこで、一人の七十歳くらいの女性と出会いました。初めて彼女を見たとき、小柄なのにその体全体と下腹部の丹田から、白い気の光がずっと輝き放たれているようにみえました。

驚いた私は、

〝信じられない、なぜスペインにこのような人がいるのだろう？〟と半信半疑な気持ちでした。

しばらく時間が経ち、私は、

〝きっと、彼女は深い修行や修練をしていたのだろう〟と、思うようになりました。

そして、彼女といろいろな話をしているうちに、理由がわかりました。彼女は喫茶店で仕事をしています。そして善意で、時間のあるときに自分の家で大量の美味しいスープを作り、近くにあるガン治療の病院まで運んでいました。そして順番に様々ながん患者と話しながら、自分が作ったスープを飲ませていました。彼女のスープを飲んでから、あるガン患者は病気が治り、退院したそうです。

私は気づきました。彼女がたくさんの白い光の気を持っている理由は、あのスープを通し、人々を助けてあげたからです。彼女の行動は、彼女なりの修行や修練をすることと、その生命の価値を増やすことになっているのでしょう。

一般的には、このような光の気を持つ人が天寿を全うするとき、綺麗な白い光の気が魂に移り、魂の光に変化します。そして魂はこの光によって、天国に上昇することができます。

生物としての人間がほかの動物と異なるのは、周りの存在を助ける行為によって、自分の生命の価値を増やすことができることです。これは、私たちの生命における一つの重要なことでしょう。

7、生命を高める

現代社会には、ヨーガ、気功、瞑想、座禅など、気に関する練習を行っている人がかなり大勢いるようです。人々がこれらの練習を行う最も一般的な目的は、体の疲れとストレスを解消すること、より健康的な体を作ること、より落ち着いた考えをもつこと、より穏やかな性格に変えること、よりたくさんの気をもつこと、などです。

それだけではなく、生命の真理を求めるために、悟りを開くために、修行や修練の高い境地にたどり着くために、などの目的で、それらの練習を行っている人たちもいます。

これらの練習を行う本来の目的は、生命の価値を上げること、生命の原点に戻ること、そして生命を高めることとです。

例として、お釈迦様は六年間にわたる苦行の時間を過ごした結果、仏教の真理、つまり生命の原点の一つとしての光の気とその世界をみつけ、そこに入るための道と論理をつくりました。その上で、彼はそれによる修行を通して、宇宙の光の気と一体化し、仏になりました。

なぜ彼は、このようなことを追求したのでしょうか。それはやはり、当時の大勢の苦しんでいる人々をその現実から離脱させるため、苦しみのない精神世界に導くため、そして生命を高めさせるためでした。

普通の生活をしているだけであれば、地球上に生きている人間は、どんなに輪廻転生を繰り返してもやはり地球上の生き物に過ぎません。しかし、いつか自らを天の気と一体化させられると、自らの存在は天界の一つの存在に昇華し、生命のレベルが上がることになります。そうすると、輪廻転生のこととの関わりが無くなり、地球上にあるすべての問題との関わりもなくなります。

なぜかというと、もう地球上の存在ではないからです。たとえ体が地球上に存在するにしても、持っている気は天体の気と同じようになっているので、天体の中にいるのと同じようになります。

これは、生命を高めることです。

また、いつか自らを宇宙の気と一体化させられると、自らの存在は宇宙の一つの存在に昇華し、生命のレベルが上がることになります。さらに、いつか自らを道《ダオ》の気と一体化させられると、自らの存在は道《ダオ》の一つの存在に昇華し、生命のレベルが更に上がることになります。

ですから、昔からの修行や修練の世界の中で、天の気、宇宙の気、道《ダオ》の気、という順番での進み方は、生命の昇華ともいえ、生命の進化とも、そして生命を高めることともいえます。大自然の存在は無限であり、その気の存在も無限です。大自然の生命の一部であり、ちっぽけで小さな存在である私たちが、その無限さと繋がって一体化すること、そしてさらに大きな無限な存在と一つになっていくことは、生きるための最も良い道でしょう。

生命を高めると、生命そのもののレベルが高くなるので、生命の三要素である体、魂、気すべてのレベルが上がります。ヨーガ、気功、瞑想、座禅などを行い、気の世界に入ること、天の気と一体化すること、そして亡くなってから天国に上がることは、すべて生命を高めることです。

8、陰と陽に関わる人の存在

この陰と陽のデザインは、老子様によるものだそうです。これは、この物理的な世界では、どんなものでも、どんな存在でも、いつも二つの側面をもっていることを表しています。

例えば、地球は、いつも半分は太陽の光の中に、残された半分はいつも影の中にあります。また、この地球の環境によって、地球上のほぼすべての生き物は、同じように、半分白と半分黒になってしまいます。

例えば、光があるからこそ影もあり、女がいるからこそ男もいて、昼があるからこそ夜もあり、純粋があるからこそ不純もあり、良い人がいるからこそ、よくない人も存在します。

更に、この陰と陽の図は、白い部分の中に黒い点があり、黒い部分の中に白い点がありま す。二つの点は、その部分の中心、或いは真髄の意味をもっています。なおかつ二つの点はその部分と反対の色をしていて、反対の質をもっていることを表しています。

例えば、人の生命に関わる四つの空間、つまり四つの世界は、その陰と陽の図にも表されています。光の気は、光のような気で、気の中の陽の部分と考えられ、つまり、白い部分です。これに対して、霧の気は、水分や湿気のあるような気で、気の中の陰の部分と考えられ、つまり、黒い部分です。

光の気と関わる魂は、非物理的な存在で、見ることも

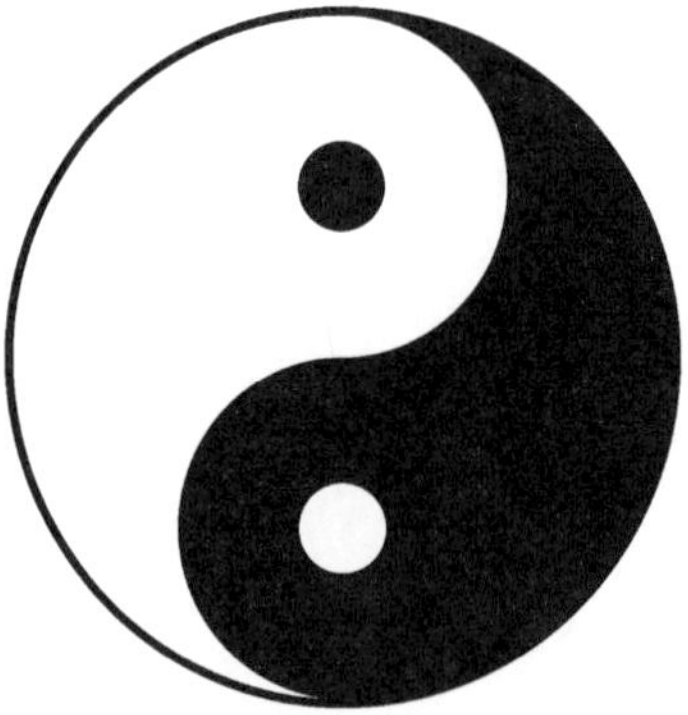

陰と陽のデザイン

触ることもできないので、陰の部分と考えられ、黒い点で表します。これに対して、霧の気と関わる体は、物理的な存在で、見ることも触ることも出来るので、陽の部分と考えられ、白い点で表します。

つまり人の光の気は、輝いているので白い陽の部分となっているのですが、その中心である魂は、見ることも触ることもできなく、陰の部分となっています。

これに対して、人の霧の気は、水や湿気を含む気で黒い陰の部分となっていますが、その中心である体は、見ることも触ることもできる存在で、陽の部分となっています。

9、人の生命の二面性

人の体は物理的な存在だからこそ、私たちも物理の空間の中に存在しています。

人の体を維持するために必要なのは、体が必要な栄養分を体に取り入れることと、状況に従って体を守ることなどです。体に必要な栄養を取り入れるための一般方法は、食べることと飲むことです。

体を守ることについては、疲れたときに休むこと、お腹が空いたときに食べること、喉が渇いたときに飲むこと、寒くなると暖かい服を着ること、そして病気にかからないように、怪我をしないように、事故に遭わないように行動すること、などです。

これに対して、人の魂は、非物理的な存在です。この魂を良い状態に維持するためには、体の場合とは反対に周りの存在を助けてあげることと、献身的な行動をすることが大事です。例えば、他人や動物などを温かく受け入れること、困っている人の面倒を見ること、弱い者を守ってあげること、周りの存在を手伝ってあげること、誰とも調和すること、などです。

そうしないと、魂がもっているその光が消えてしまいます。要するに、物理的な体を維持するためには、周りにある栄養を吸収し、周りにあるものを自分のためのものにします。反対に、非物理的な魂、つまり心を良い状態に保つためには、もっている自分のものや力などを、周りの存在に与え、献身的な行動をすることです。

結局、良い状態に保つための方法が全く逆である体と魂が一緒になっていることが、生きる人の基本となっています。そのため、生き物としての人間は、他のどんな生き物より矛盾を抱えた、複雑な存在になってしまいます。

これは、人の二面性とも考えられ、皮肉ですが、現実です。例えば、外を歩いているときに、困っている様子の人を見かけます。その瞬間、

〝この人がかわいそうだ、助けを必要としているだろう、助けてあげたほうが良い〟と、心からの気持ちが浮かんでくるところに、

〝でもね、自分がもっているものを人にあげたら、もっているものが少なくなるよ〟と、すぐに脳が計算的な意見を魂に返します。

そして、自分の中で気持ちと意見は綱引きをするようにお互い引っ張り合い、結局、どうすれば良いのか分からなくなってしまいます。このような複雑な心境は、生活の中で多くの人がもっています。

加えて、体の根本は水で、反対に魂の根本は光、つまり火です。普通、水と火を一緒にすることは不可能です。残念ながら現実には、私たちの生命の中にそれらが一緒に存在していますす。そのため人の内面に、そして人と人との間に、この二面性のためにともすれば衝突と不調和が生まれることは必然で、むしろそうでないと普通ではありません。ですから、多くの人は、いつも苦しみ、悩み、病などに耐えながら生きています。

第二章　現実の厳しさ

10、業の罪をもつ厳しさ

私たちがもっているこのような内面的な不調和と衝突だけであれば、まだましです。なぜかというと私たちの人生の中にはさらに多くの問題があるからです。

何十回、何百回、更に何千回もの輪廻転生を通り越して、私たちの魂の中、体の中、気の中に、業の罪が溜まっています。このため私たちに最初はあった生き物としての清潔さが、完全になくなりました。

業の罪は、私たちが前世と自身の過去に犯したすべての悪行のことです。これは、生き物を殺害したこと、いろいろな形で生き物を苦しめたこと、助けくれたものに恩返しをしなかったことなどで、つまり今までにかかえてきた借金のようなものです。

これらの殺された生き物の魂つまり亡霊たちが、私たちとその清算をするために、ずっと私たちの魂にくっついています。また、苦しめられた生き物の恨み、恩返しをしなかったことに対する怒りも、私たちと清算をするために、同じように私たちの魂にくっついています。

そうした存在すべてが、私たちの体に入ってしまっています。これは業の罪を背負う唯一の形です。私たちの体の中のどこかの部分に彼らがいると、その部分の気の流れが滞り、不健康になったりします。更に、性格の穏やかさがなくなり、疲れやすくなり、鬱になり、痛みが出てきたり、様々な病気にかかったり、人に対する心の温かさがなくなったり、などの症状が現れます。

つまり、彼らが私たちの体の中に住みながら、私たちの体の調子を悪くさせること、病にかからせること、精神的に苦しめること、災いと事故に遭わせることなどを、清算をするための仕事のように行っています。

例えば、誰かの脳の中に彼らがいるとしたら、その人の意識の安定と穏やかさが、完全になくなります。なぜなら、それらの見えない存在が、いつもその人の意識の中に、なにかしらのマイナスの考え、恐怖、不安、嫌な予感、悩みなどを、次から次へと浮かばせるからです。

また、彼らが人の内臓の中にいる場合には、その内臓に嫌な感じを与えたり、痛みを与えたり、病気にさせたりなどして、その内臓を悪くしていきます。

内臓の病気にかかっている人たちが、手術し、その内臓を切除しても病気がまだそこに存在する場合、或いは病気がほかの場所に転移する場合には、その病気は普通の病気ではなく、業の罪と関わる可能性が高いと判断できます。

これは厳しい現実かもしれません。しかし、このような厳しい現実をつくり出しているのは、私たち自身です。私たちは日々、数えられないほどの動物、魚介類、昆虫などの生き物を、食材などとして殺し、そして食べています。これらの行為は、今の人間社会にとって欠かせないことになっています。

しかし、これらの生き物たちが、殺された瞬間にもった憎しみ、怒り、恐怖、怯えなどの苦しい気持ちは、死んだとしても治まることなく、空気の中に充満するか、その魂と一緒にくっついているか、という状態になります。

このような苦しい亡霊たちは、自分の力では天に上昇することができず、大地のあちらこちらをさ迷うか、彼らを殺した人の体に入るか、彼らを食べた人たちの体に入るか、という結果になっています。

ですから、私たちは生活の中で、どんなに嬉しいことがあるとしても、どんなに幸せだとしても、どんなに物理的なものを得たとしても、どんなに高い権力をもっていても、いつも病気にかかる可能性に対する不安、事故に遭う可能性に対する不安をもっています。

私たちの体の中に、彼らがずっと潜んで住んでいる限り、このような不安を無くすことはできません。さらに、人は死んだとしても、業の罪はその人の魂の中に入ってしまいます。

全ての亡霊たちが輪廻転生し、また新たな体をもったとしても、業の罪もその新たな体に入り、その体のあちこちに潜んで住むようになります。

11、業の罪を減らす

生活の中の、多くの災いと事故の原因、病気にかかる理由、精神的な苦しみを持つ要因などが、業の罪と関わっています。

ですから、業の罪を減らすことは、何より重要なことです。それができると、体内の亡霊の数が少なくなり、同時に体がもっと健康になり、精神状態がもっと安らかになり、人生をもっと幸せにしていくことができます。

さらに、修行や修練の高いレベルに到達するための前提として、業の罪を減らすことは最も重要なこととなっています。

業の罪を減らすための一つの方法は、仏教、道教や道家などに於けるお経やマントラを唱えることです。お経やマントラを唱えると、仏教の世界による光の気、或いは道教と道家の世界による霧の気などが、唱える声によって自動的に自分の体を含め、周りの空間まで広がって充満します。

そして、自分の体と持っている気を清められると同時に、体に潜んでいる亡霊たちとその苦しい気持ち、及び見えない存在たちを清めることもできます。さらに、これらのものを天に上昇させられる可能性もでてきます。

毎日三十分くらいそれらを唱えることは、一般的なレベルの方法です。そして毎日何時間もそれらを唱えることは、修行や修練などを行っている人たちのやり方です。唱える時間を長くすればするほど、より効果があります。

もう一つの業の罪を減らす方法とは、沢山の善行を積み重ねることです。周りの存在を手伝ってあげるとき、天の気や宇宙の気など、質の良い気が自動的に私たちの体に入ります。そして、これらの気の働きで、私たちの体がもっと健康になり、精神状態がより明るくなり、体に潜んでいる亡霊たちなども、これらの気によって浄化されることと、天の空間に上昇させることが可能となります。

善行を積み重ねることは、生きるための基本的な規則でもあり、誰でもすべきことです。善行を積み重ねることをしないと、人間としての成長ができず、修行や修練の達成もできません。

三つ目の業の罪を減らす方法とは、体の練習をすることです（練習の章を参考にしてください）。これは天の気と星々の気の力で、自らの体を綺麗にするとともに、体にいるそれらの見えない存在を、浄化させること、天上に上昇させることなども可能となります。

四つ目の業の罪を減らす方法は、自らの気を天の気と一体化させる方法です。意識で天の気を、身体の中に潜んでいる存在の中に入れ続けると、いつか彼らの気が天の気のように清められ、自然に天に上昇します。

また、自らが菩薩、仏、如来のレベルに到達することができれば、自らの気の力で、直接亡霊などを光の気の世界に上昇させることができます。持っている光の気を、自分の体に潜んでいる亡霊たちの中に入れ続けます。すると亡霊たちが、この光の気によって徐々に清められます。いつか、彼らの中が完全に清められたら、光の気の空間に昇華させることもできます。

業の罪を減らす方法は他にもあります。詳しくは〝さ迷う亡霊を天上に〟と〝体内の亡霊などを天に送る〟を参考して下さい。

12、食欲の後ろ

亡霊などの見えない存在が私たちの体の中にいるとき、病気や事故などに遭う可能性が高くなるだけではなく、性格と生活習慣にまで影響を与えられます。

例えば、食事習慣については、皆それぞれ自分の好みをもっていますが、その程度には限界があるものです。ある人が、ストレスや精神的な苦痛もないのに、いつの間にか肉や魚などを食べることに対する欲と執着心が、限界を超える程までに強くなってしまう場合、体にいる見えない存在が関わっている可能性が高いと判断できます。

私たちの体にいるそれらの存在は、本来もっていた自分の体を人間のせいで失われたので、その代わりに人の体に入ってそこに住み、その人の体を自分の体のように使います。

例えば彼らがなにかを食べたいときに、そのメッセージをその人の脳に送ります。すると、その人は自分が食べたいと思い、その食べ物を探して食べます。彼らが豚肉を食べたいとき、調理した美味しそうな豚肉のイメージをその人の脳に送ります。そうするとその人の脳は、自分が豚肉を食べたいと思考するようになり、豚肉を買って調理したり、レストランで豚肉を食べたりします。そして、その人が豚肉を食べている間に、彼らも、その人と同じように豚肉の味の美味しさを感じられます。

なんでも食べたいという食欲旺盛の人たちの、ただ食べ物が好きという理由で食べ物を求める行動は、ストレスなどが原因の場合もあります。しかし、体の中にこのような見えない存在がいることで、いつでもいろいろなものを食べたがってしまうことも、その一つの理由です。

通常、体を使って仕事する人たち、スポーツする人たち、及び若者などは、普通の人より多くの栄養を必要とするので、食事の量も多くなるのは当然です。

しかしそうではないのに大量の食事を食べることや、肉や魚などに対する執着心が強すぎる人たちは、やはり体の中にこれらの存在が多くいるでしょう。

実は、この世の中のものを食べたいという欲望は、本来人間のものではありませんでした。本来の人間は、地球上の生き物ではなく、食事に関しても、天体に存在している龍などと同じように、気というエネルギーからの栄養だけで体を補給し、維持しました。

なぜなら、神性をもつ私たちの体の中、その聖なるものの種は、すべて物理的な体の一部ではなく、物理の空間以外の空間に存在しているからです。

これらの気の状態の種は、気を栄養とする仕組みです。残念ながらいつの間にか、私たちは、今ある現実のところまで流されてしまいました。

13、脳の計算による生活

人間は、四つの空間と、言い換えれば四つの世界と関わりのある存在であり、五つの神性の種、つまり、五つの聖なるものになる可能性をもつ存在でもあります。

それなのに、人は、他の動物より発達している脳のせいで、より大勢の人たちに現実は物理的な世界だけしかないという意識をもたせるようにしてきました。

人の体は、いつも何かを吸収して体の栄養にすること、何かを使って体を楽にするなどの本能をもっています。脳は体の一部で、体の本能を認知します。そして脳はその働きのひとつとして、体のための案を作り出し、更にその案を膨らまします。

例えば、どこかの名物を食べてみたい、名酒を飲んでみたい、有名なホテルに泊まってみたい、などの希望、さらにあらゆる好きなものを自分の手に入れてみたい、という発想が脳からの案です。しかしこのような案は、もうすでに体の本能を超え、何が本来のものか分からなくなるところまで行きついてしまいました。

普通、物事を判断するときに、自分のためという判断を脳が出すと同時に、他人のためという魂つまり心も気持ちにあらわれます。脳の判断を感じながら、それに伴う気持ちがあらわれます。

そうして、魂と心に従いながら脳の判断も成立することができれば良いことです。

しかしながら、現実の中では、多くの場合にはそうではありません。ある人がもっている業の罪の量があまりに多すぎると、心から出てくる気持ちが、それらの見えない存在の気と力で抑えられて出られなくなってしまい、他の人に献身しようとする気持ちも、表せなくなります。

そうすると、物事に対しての判断は、すべて脳の計算によって決断が出されます。結局、自分の利益だけのために、生きる人になってしまいます。

さらに、脳は体の一部で、物理的な存在でもありますので、物理世界以外の気の世界、精神世界との繋がりがなく、それらの世界を感じることもできません。結局、物理の世界しか存在しない、という結論をもつようになってしまいます。

このように、生命の本来の意味が分からなくなってしまい、一生をかけて、これらの生命と関わらない物理的なものをすべて手に入れようと頑張り続け、しかも、それらを人生の最高の宝物と勘違いしています。そして、自己中心的で、あらゆる好きなものをすべて自分の手に入れたい人になってしまうのです。

人生において、これらの欲しいものをすべて手に入れたとしても、生命そのものは変わることがなく、今までと同じように、病にかかる可能性、事故や不運に遭遇する可能性、精神的な苦しみをもつ可能性があります。もしくは、さらに悪くなることもありえます。

また、死んだときに、それらすべての手に入れたものは、手放され、この世に残されます。一旦体が失われ、魂があの世に辿りついてから、人生は物理的な世界だけではないことに気がついたとしても、修行や修練をしたいとしても、もう遅いのではないでしょうか。

14、物欲による人間の不調和

様々な国の歴史をみると、土地や権力などを奪う為の戦争と混乱が、繰り返されてきたようです。このような、人間社会の戦争と混乱を生み出す基本的な原因の一つは、やはり人間の脳による物欲です。

地球上には、土地の限界があり、食べ物の限界があり、資源などにもすべてに限界があります。しかしこれに対して、物欲のもつ人たちの、ものなどを手に入れたいという欲望は、無限のようです。

彼らは、ものを皆が等しく分ける、という人間の基本的な決まりを理解しようともしないで、欲しいものをすべて自分の手に入れたい気持ちだけで、さらにその気持ちに従って執念深く行動します。

例えば、あるものが一つしかない場合にも関わらず、二人のひとが、誰とも分かち合う気持ちがなく、そのもの全部を自分のものにしたいとき、当然、争う結果になります。これは、人間社会の不調和をつくり出す、最も基本的な原因の一つだと思います。

そして人間社会の不調和のもう一つの原因は、二つの正反対の生き方をする人たちが、同じ場所にいるからです。これではまるで、水と火が同じ場所にいるのと同じように、不調和が生じます。

二つの正反対の生き方をする人たち、これは周りの存在のために生きている人たちと、自分だけのために生きている人たちのことです。

〝この子は、頭がとても賢いです〟

という言葉は、人の脳の働き対する表現で、将来この子は、自分だけのために生きる可能性があります。

〝この子は、心がとても優しい〟

という言葉は、人の心の働きに対する表現で、将来、この子は、周りの存在のために生きていく可能性があります。

ところで、過去から現在まで何千年もの時が流れた結果、科学技術のおかげで短い時間でどこにでも行けるようになり、携帯電話、テレビ、車など、生活の面はもっと便利になり、戦争や侵略などの激しいもめごとは、一見少なくなったように感じられるかもしれません。

しかし実際には、社会の問題は少なくなってはおらず、むしろますます多くなったようです。しかも、苦しんでいる人たちの数も増えているようです。理由の一つは、脳の計算で生きている人の数が、時の流れに伴って少しずつ増えているからでもあります。そのような人たちはいつまでも物欲を持ち、あらゆる好きなものを自分の手に入れるために、どんな方法でもするものです。

物欲を持つ人たちが増える、基本的な理由の一つは、やはり肉、魚、魚介類などの生き物を、基本の食材とする習慣です。このような習慣のせいで、日々数えられないほどの生き物が殺され、苦しい気持ちをもつ亡霊の数も、数えられないほど増えています。

これらの苦しい存在が、彼らを殺した人と、彼らを食べた人の体の中に入る数も、日を追うごとに増えつつあります。そのため、時間が流れれば流れる程、世の中の自己中心的な人の数も、少しずつ増えているのです。

第三章　因果

15、因縁

因縁という言葉の一つの意味は、物事のすべての起因が、その結果に結びつくことです。向日葵の種を撒いたら、向日葵の芽が発芽し、将来には、向日葵の実になります。りんごの芽を植えたら、将来には、りんごの木になります。要するに、「因縁」という言葉は大自然の基本的な規律を示しています。

良いことをしたら、将来に良いことが戻り、悪いことをしたら、将来に悪いことが戻るという意味です。例えば、ある人が不幸なできごとに遭ったり、病にかかったりするときに、お坊さんのところに行って尋ねる場合があります。すると、〝これは昔、或いは前世からの因縁だ〟という返事が多いようです。

つまり、人が不幸に遭ったり病にかかったりする原因の一つは、自分の過去あるいは前世に悪いことをしたためで、今になってその悪い原因が結果となって、自分のところに戻って来たということです。

世の中には、このような話は少なくありません。二十年前のある日、友人から電話で、〝お腹に酷い痛みがある〞と訴えられました。そしてその友人のところに行くと、彼女の胃の中には、長さが三十センチくらいの、白い気の存在のマグロが潜んでいるのが見えました。

〝魚を食べましたか〞と、私が質問をしました。

〝刺身が好きで、毎週二回食べています〞と、彼女は答えました。

私は気を使ってそのマグロを彼女の胃から出したので、彼女の胃の調子が良くなりました。終わったときに、彼女にはそのマグロのことは伝えませんでした。

また、２００９年に別の友人から連絡があり、彼の従妹が若いのにガンにかかっているようで、みてほしいと頼まれました。そして、同年の六月に、友人と一緒に北ポルトガルの山奥にある彼女の家に行きました。

彼女の家に着いた後、彼女の両親やご主人などに挨拶をしてから、私は、私のために用意された部屋に入り、スーツケースを部屋の端に置き、ベッドに座って休もうとしました。すると一匹の子供のような小さい白い狐が現れて、私に向かって目の前の床に坐りました。そして私の顔を見ながら、両目から涙をボロボロこぼしました。

〝ここは私たちの住む場所なのに、この家族が自分の家にしてしまい、私たちの居場所が無くなったのです〞と、私に訴えました。その後、友人の従妹にいろいろな情報を聞きました。

友人の従妹とその家族は、近くに大きな家を一軒もっています。しかし喫茶店をつくるために、今までに住んでいた広い家を放置し、道路側の今の場所に新しい家を建てました。まだ当時私は、どうやってこのような問題を仲裁したらよいか分からなかったので、友人の家族に白い狐が訴えたことだけを、そのまま伝えました。

その上で、友人の従妹の病気が狐たちの件と関係があるので、病気を治したいなら、唯一の解決方法は引っ越しをすることだと説明しました。

残念ですが、西洋文化で育てられた彼らは、このような話を理解することができず、信じてくれませんでした。そして三年後、友人の従妹が亡くなったと聞きました。

日本には、地鎮祭という習慣があります。これは家を立てる前に、このような見えない存在に家を立てる許可を貰うような祭りのことで、とても重要で良い習慣です。しかし日本以外の殆どの国には、このような習慣がないようです。

また、多くの総合失調症にかかっている人の頭の中には、恨みを持つ亡霊及び亡霊の苦しい気持ちなどが入っている可能性があります。このような人たちの脳の中には、自分の意識だけでなく亡霊の意識、亡霊の苦しい気持ちなどが混ざっています。そしてその状態のまま物事に対する判断を出したり、感情を発したりすることが多いようです。

このような人たちには、ある時には自分の意識が、ある時にはほかの人格が、そして別のある時には苦しい感情が現れるという現象が起こるようです。

これだけではなく、難病にかかっている人たちの少なくとも三割が、そうした因縁が原因のようです。この場合には、病気を治すための手術をしたとしても、また再発する可能性が高くなります。

16、悪魔

悪魔という言葉の意味は、人を悪に誘う魔物、悪と不義を擬人的に表現したもの、仏教の修行を妨げるものと、辞書に書いてあります。修行と修練の邪魔をするものは、仏教の世界でも、道教と道家の世界でも、悪魔、邪悪なものと呼ばれます。

道教の「浄心神咒」の中に、〝駆邪缚魅，保命护身〟という言葉があり、その意味は、邪を出し、魅を拘束し、体を守り、命を保つ、ということです。

ここでの邪と魅は、修行や修練などを邪魔する、自分の中にある邪念、物欲、怒り、嫉妬、恨みなど、不正な意識と気持ちのことです。しかし赤ちゃんは生まれたときには、脳は白紙のように綺麗で、食べること以外には邪念と物欲などを何も持っていません。

どうして、私たちと違うのでしょう。これは赤ちゃんが、時間の流れとともに、家庭教育と社会教育の影響を与えられるうちに、徐々に物事に対する見方を人間の立場から見るように、人間の立場から考えるようになることと関係しています。

人が様々な知識を学んでいく中で、いろいろ悩むこと、ストレスなども増えていきます。そうすると、本来の心から生じる気持ちでいろいろなことを判断して決める習慣は、徐々に薄くなってしまいます。

それだけではなく、もう一つ原因があります。親たちは、自分の赤ちゃんや子供を成長させるために、いろいろな栄養のあるものを食べさせなければならない、という発想により、肉、魚、魚介類などの動物性たんぱく質があるものを、習慣的に食べさせます。

このような食べ物を食べているうちに、赤ちゃんや子供たちは肉や魚などが好きになり、よりたくさんの動物性たんぱく質のあるものを食べるようになっていきます。

しかしこのようなものを食べるときに、苦しい気持ちが入っている肉や魚や、苦しい気持ちをもつ亡霊などが、赤ちゃんや子供たちの体に入ることがあります。このように、時間の流れとともに、赤ちゃんのときに持っていた脳の潔白さと清潔さが、消えていってしまいます。

私たちの体の中にいる、こうした見えない存在を悪魔と名付けたとしても、これらの悪魔をつくり出すのは、私たち自身です。何の罪もない生き物を食材とすることは、このような悪魔を生む最も大きな要因です。

17、生命の限界性

私たちの意識と感情は、本当にいつも自分でコントロールできているでしょうか。この質問への答えは、単純ではありません。というのは、多くの場合には、我々の意識と感情は、誰かによってコントロールをされているようです。

例えば、自分より優れた人のことをみると嫉妬心が現れること、自分の利益を少なめに分配されるときに強烈に不平な気持ちが現れること、人に利用されたことが分かったときに怒りを感じること、自分の悪口を言われたときに憎しみの感情が出ること、自分を助けてくれなかった人に恨みを持つこと、などのような反応で、自分の穏やかさを無くし、自分の愛の心を無くし、自分の平常心まで無くしてしまいます。このような、自分自身を苦しい心境に陥れる反応は、本当に自らの感情でしょうか。

このような反応を、子供の頃の私たちはそれほどしてはいませんでした。どうして今になって、このような不愉快な心境を生み出しやすくなっているのでしょうか。

理由の一つは、誰かが私たちの感情をコントロールし、心の器を小さくしているからです。心の器が小さくなる要因は、内臓の調和ができていないことと、意識が緊張していることです。内臓の調和を崩すことは、ストレス、暴飲暴食、酒の飲み過ぎ、体の疲れ、などと関係がありますが、内臓の中に、このような見えない存在がいることとも関係があります。

同じように、私たちが意識を緊張させてしまう要因の一つは、やはり私たちの脳の中に、これらの見えない存在がいるからです。彼らは、それぞれが自分なりの性格をもっています。そのため私たちの物事に対する反応も、自分の意識以外に、これらの見えない存在の意識も脳に影響を与え、結局それが私たちの判断となってしまいます。

そうすると、本来私たちがもっている穏やかで平和な、安らかな気持ちと意識、および他の存在のために献身したいという気持ちと意識などは、薄くなってしまいました。その代わりに、脳の意識が混乱し、もっている心の器が狭くなり、自己中心の意識も強くなり、いろいろな問題を抱える人になり、地球の上に住んでいるのに、精神的な苦しさをもち続け、まるで地獄に生きているようにみえます。

現実として、このような精神的な限界性をもつだけではなく、私たちの体も、生物の最も次元の低い形として、かなりの限界性をもっています。

　お腹が空いたときなにかを食べなければならない、喉が渇いたとき飲み物を飲まなければならない、疲れたとき休まなければならない、寒い時、暖かい場所に行くか服を増やさなければならない、といったことは体の限界性の一つの面です。

　また、頸を刃物で切られたら死に、内臓の機能がダメになったら死に、心臓の問題で血液の流れが止まったら死に、水に溺れたら死に、火に焼かれたら死に至るなどのことも、体の限界性のもう一つの側面です。

　さらに、難病にかかったり、怪我や事故などに遭ったりすることで、死ぬ可能性もあります。このような生命の限界性をもつ私たちは、生きているのに、自らの生命は自分で把握をすることができない状態となり、生命そのものの形は、まるでずっと爆弾を腕に抱えているようです。

18、限界のない存在へ

地球上の物理的な世界の中に生きている大勢の人たちを、地獄のような生活から解放させるために、そしてずっと爆弾を腕に抱えているような生活から離脱させるために必要なのは、まず私たちがもっているこれらの限界性を無くすことです。

自らの意識と感情の限界性を無くすために、自分の心の器を大きくするために、自らの努力が必要です。例えば、穏やかな気持ち、周りの存在に献身する気持ち、ストレスや悩みなどを持たない気持ち、怒りや恨みなどを抑える気持ち、生活の状況に拘らない気持ちなどをずっともつように努め、行動します。

また、体に潜んでいる見えない存在を、一つずつ天に昇華させると、いつか、体の中の見えない存在の数が少なくなっていき、内臓のバランスを整えやすくなり、体がもっと楽になり、精神状態がもっと安らかになり、意識と感情の器が自然に大きくなります。

限界性をなくすために次に大事なのは、物理世界以外の世界を求めることです。物理の世界の中にいる私たちには体の限界性があるため、どんなに頑張っても、どんなに素晴らしさを持ったとしても、最後には自らの命を自分でコントロールすることが出来ず、死という形ですべてが終わります。

人々は昔から、このような理屈が分かっているからこそ、物理世界以外の世界を求め続けてきました。物理世界以外の世界を求めるとは、どういうことでしょうか。

地球上の物理的な世界の中には、空気があるからこそ、ほぼすべての生き物は最後には、もっている体が空気により酸化され、老化され、病気や老衰などの形で死に至ります。

空気は、人の生命を生み出す最も基本的な要素でもあり、人の生命を奪う最も基本的な要素でもあります。ですから、空気のない世界に行くことができれば、たとえどんな形の存在に変化したとしても、とにかく酸化される可能性がなくなり、そこでずっと存在することが可能となります。

例として、お釈迦様は、物理的な世界から脱出をした成功者の一人です。彼は、皆がそこに行けるように、その世界への案内書のような「般若心経」書きました。そこに〝不生不滅〟という言葉があります。意味は、〝生まれることもなく、滅びることもない世界〟です。

お釈迦様が発見したこの世界は、光の気の世界で、しかも生命が生まれる前の世界です。一旦、私たちがその世界に入ったら、今までのすべての限界性がなくなり、地獄から解放され、腕に抱えている爆弾を無くし、生と死のない世界にいられるようになり、永遠に自由自在の存在となります。

いつまでも、落ち着いて存在することが出来ます。更に、修行と修練をすることで、気の体をつくれる可能性があります。一旦、気の体をつくることができれば、この気の体も酸化されることなく、ずっと存在することができます。気の体をもてば、物理的な存在として生きながら、気の世界の存在となることもできます。

このような気の体をもつ人は、肉体のあるないに関わらず、気の体で気の世界の存在として、その寿命は天のように長く、永遠に存在することができるのです。

地球上に、多くの気の体をもっている動物がいます。その中で、最も数の多いのは狐と蛇です。また、狸、亀、ヒキガエル、魚などもいます。日本の神社は、まさに、狐様と蛇様を祭る場所です。

気の体をもつ存在たちは、生きるための限界性が全てなくなり、本当に生命としての自由をもっている生き物です。仏教と道家の教えの最終の目標は、やはり、自らの存在を気の存在へ変化させることです。

19、人の二面性を無くす

人の二面性は、人が持っている複雑さの一因でもあり、不安、心配、恐怖、悲しみ、怒り、憎しみなどのマイナスの感情の原因でもあります。また、社会の問題といえる詐欺、争い、喧嘩、衝突、戦争、などの原因とも繋がっています。

内面的な矛盾と葛藤を解決しない限り、誰もが持っている意識と感情の複雑さをなくしていくことは不可能で、社会のいろいろな問題を完全に解決する希望も叶いません。

苦しんでいる人生から抜け出すためには、自分の二面性を無くすことです。これについて、仏教に〝真如无我，无我一切皆真如〟という最も簡単な方法があります。この言葉は、〝真如を表すために、自我を無くし、自我が無ければ、一切のことはすべて真如です〟という意味です。

つまり、真如という天のレベルの光の気をみつけるために、自分のための意識を無くせば、いつでも、どこでも、これをみつけられるということです。

脳の働きを完全に停止させれば、自己中心の意識もなくなり、そして、真如も現れ、人の二面性も消えてしまいます。持っている二面性が無くなれば、内面的な複雑さと苦しい感情も完全に消えてしまいます。

これについて、「般若心経」にも、光の世界に入ったら感情も意識も静まるという言葉があり、〝無受想行識〟と書いてあります。

この二面性を無くすために、老子様には独自の方法があります。

「道徳経」の第三十六章の中に、〝将欲歙之，必固张之；将欲弱之，必固强之；将欲废之，必固兴之；将欲取之，必固与之。〟と書いています。

意味は、誰かを収斂したいとき、必ず自分のその意志と逆の行為をし、彼らを拡張させます。誰かを弱くさせたいとき、必ず自分のこの意志と逆の行為をし、彼らを強くさせます。誰かを終わらせようとしたいとき、必ず自分のこの意志と逆の行為をし、彼らを支えて繁栄させます。誰かのものを欲しいとき、必ず自分のこの意志と逆の行為をし、自分が持っているものを彼らに与えます。

この方法は、強い意志を持つことで、自分の脳からの欲望や計算などと逆の行動をし、脳からの物欲や計算などを抑え、二度と出さないようにする方法です。

更に、第四十八章の中に、〝为道日損，損之又損，以至于无為。〟と書いてあります。〝道《ダオ》の世界に入るための方法は、毎日損すること、損して、更に損することです。そうして無為というすべて物事から離脱する境地に到達します" という意味です。

この損することには、二つの意味が含まれています。

一つは、物理的な面で、周りの者のために、自分の利益を減らして与えることです。

二つ目は、精神的な面で、自分の人間性としての感情と煩悩、及び物欲などを削って減らすことです。

この損する方法も、自分の利益のための意識を減らして無くす方法でもあり、二面性を無くすもう一つの方法です。持っている二面性を無くすための方法は、脳の働きを停止させることです。そうすると、すべてのことに対する反応と判断は、体で感じ、心によるものになります。

20、勘違い人間の意識

私たちは、人間以外の生き物を食べるために、薬品にするためになどの目的で、日々大量に殺しています。

生命の立場から見れば、人間もほかの生き物も皆が同じ生き物で、レベルの差がありません。生命は、両親からの遺伝子と大自然の力からつくり出されて生まれるもので、決して、人間がつくり出すものではありません。

しかし人間は、山で生きている野生の動物を殺して自分の所有物にし、海や川で取った魚や魚介類も自分の所有物にします。このような意識と考えは、やはり人間が自分たちをこの地球上の神様のように思い込んで、どんなことをしても良いと考えているからでしょうか。

このようにして、世界の大きな平和と平等をつくれるでしょうか。

山や荒野などで、野生の生き物が他の生き物を殺して食べることは、あくまでも地球上の生き物の生き方です。しかし私たち人間には、彼らと違うところがあります。私たちは、もっている脊髄を立てて生きている生き物で、元は地球上の生き物ではなかったからです。

天界に行きたいという希望と目標をもつことは、世の中の多くの宗教の中にもあり、多くの国における昔の文化の中にもあります。考えられる一つの理由は、大昔、我らの祖先が、天からこの世界に来たからです。ですから、これは天界に行きたいという希望と目標ではなく、天界に戻りたいという希望と目標なのです。

地球の上は、皆の居場所として、皆が共存するべきでありますが、現実はそうではありません。私たちの意識の中にある、ほかの生き物を食材とすることが当たり前のような考えは、ほかの生き物に対し、不公平ではないでしょうか。

私たちがもっているこのような考えを変えない限り、私たちがもっている神性の種を発芽させること、天の気と一体化すること、などの可能性が無くなります。

天界にいる蛇や狐、象、トラなどのすべての動物たちが、自らの気の体をつくるために、天界のレベルに上がるために、まず長い年月に渡って、他の動物や魚介類のような生き物を殺さないこと、食べないことを前提として、その修練をします。私たちも例外なく、自らを修行と修練で成長させたいなら、自らの生命を高めたいなら、まず、生き物を殺してはいけません。

もしある人がこのような話を信じず、今までのままの生活を送るつもりなら、それはその人の自由です。しかしその場合、やはり病気や災いと関わる可能性のある生活と、不調和と衝突に関わる可能性のある生活を、今までと同じように送らなければなりません。

21、さ迷う亡霊たち

普通、人間社会の中で、詐欺、盗難、暴力などの被害を受けたとき、自分の正当性を守るために、訴えることが出来ます。毎日、何の罪のない数えられない程の動物、魚、魚介類、昆虫などの生き物が、人間によって殺され、食料などとされることは、当たり前になっています。これらの殺された生き物の魂は、一体、どこで自分がされたこの不公平さを訴えることができるでしょうか。また、これらの亡霊たちは、どういう結末を迎えているでしょうか。

これについて、一つの例があります。２０００年の夏、仕事でブラジルにあるバレトスBarretosという小さい町にいたとき、当時の市長から一つの質問をされました。

〝市長として、自分がこの町を良くすると決心し、そして十年以上に渡りずっと頑張っているのですが、この町の経済的な状況は良くならず、さらに様々な問題が起こりました。どこに原因がありますか〟と尋ねられました。

彼と話を通して、この町の経済を支えている一つ大きな産業は、牛肉の輸出ということが分かりました。

〝毎日、何頭の牛を殺しますか〟と尋ねたときに、

〝八百頭から千四百頭までの範囲です〟と彼が答えました。

そして、彼と一緒に牛を殺す工場を見学した後、工場の周りを散歩しながら、その周りの気の状態を観察しました。

驚くことに、工場の周りにははるか見えない先まで、無数の牛の亡霊たちが、雪が積もるように、次から次へと雲の高さ以上のところまで積もっていました。

これらの無数の牛の魂は、人間に対しての恨みなどがもてなく、しかし嬉しくなく、殺されたことに対して、納得していないような重い気持ちをもっていました。これらの魂と、その重い魂からの気持ちが、はるか見えない先までの空間に満ちていました。

そのため、天の気が下がることが出来ず、大地の気が上がることもできなくなり、周辺のすべての気の流れが止まり、生気のない場所になってしまっていました。

私は彼に、この町が発展できない理由は、多くの牛を殺した業のため、そして牛の魂がたくさん溜まっていることで、大自然による天の気と大地の気の繋がりが遮断されているためだと説明しました。

残念ながら、当時、私はどうやってこれらの亡霊たちを天上に上昇させればよいか、まだ分からず、この問題をそのままにせざるをえませんでした。

普通、大自然の気が流れない場所は、気も調和せず、生命力の無いような場所となります。そうすると、そこにある植物の元気がなく、咲く花も少なく、実も小さくなります。さらに、そこに住んでいる人々の、体の健康と精神状態にも悪い影響を与え、様々な事故と災いの起る可能性が高くなります。例えば、暴力や殺人事件、盗難や詐欺事件などの増加、病気やストレスにかかる人の増加、などの傾向があります。

世の中の無数の場所で、毎日多くの生き物が殺され、食材にされています。毎日、苦しんでいる亡霊たちの数も増えつつあります。これも、人の個人的な問題と、社会問題が多く発生する最も基本的な要因の一つであることは、間違いないと思います。

第四章　大きな調和へ

22、善悪を超える意識

不正なことに対して、憤慨、不平な気持ち、納得しない、などの不快感をもつことは普通です。昔から、正義を守るため、悪という存在と戦うための物語は、どんな国にも、どんな民族にもたくさんあります。しかしながら、何千年もの戦う歴史が続けられてきた今、世の中は変化したでしょうか。

現実は、昔と同じように、半分の人たちは他人のために生き、残された半分の人たちは自分のためだけに生きています。何千年の間、戦い続けてきたにも関わらず、その結果はそんなに変わりませんでした。

戦う形で長年経っても、良い結果を結べないなら、やはり今までのやり方を変えたほうがいいのではないでしょうか。

それには、私たちがもっている意識と先入観を変えることです。例えば、この人は自己中心的だ、この人の性格は烈し過ぎる、この人の人柄が悪い、この人の心は狭いなどの、正面からその人がもっている性格の悪い面をみず、考えず、感じないことです。そうすると、皆が品格と人柄の良い人にみえます。

相手が悪い方にみえる原因は、私たちの意識の中に存在している、善と悪をはっきりさせる論理です。これは、良いものに対しての愛をもつことと、邪悪なものと戦うことです。この論理は、普通良い考えとされていますが、あくまでも人間の立場からの論理で、大自然によるものではありません。

私たちが周りの人々を見るとき、悪い人と良い人の区別ができる理由は、私たちの中にも、彼らと同じように良いところと悪いところがあるからです。

まるで、私たちが地球上で山々を見る時に、それらの高さと低さの区別が出来るのと同じようです。もし、私たちが山々を見る立場を変え、地球から離れ、空からもう一度それらの山々を見るときに、それらの高さと低さを区別することができなくなり、場所の違いだけが目に入ります。

つまり、見る立場を変えることによって、感じたことも変わります。この意味で、太陽は自分の光を、いつも周りに照らしているからこそ、影は見えません。水は、誰にでも使われてよしとし、さらにすべてのものの形に従っているからこそ、物の固さと鋭さを感じません。

これは、大自然からの論理で、善と悪の概念を超える論理です。

太陽と水がもっている意識は、おそらく論理上の善と悪のところまで行かず、献身するだけ、という最も単純なものでしょう。慈悲という言葉の意味は、人の善と悪を問わず、暖かい気持ちをもって助けてあげる一方だけの行為です。

太陽のような、水のような、慈悲の心をもって行動することは、人間の二面性と、人間社会の二面性を減らすため、なくすために、そしてより良い人生をつくるために、より平和な社会をつくるために、最も重要で、効果のある方法だと思います。

そうすると、人と人の間にもっと大きな調和ができることは間違いありません。

23、さ迷う亡霊を天上に

屋外、例えば道路、公園、川、山などには、さ迷っている亡霊たちがいることがあります。その中に、人間によって殺された動物や魚などの生き物以外にも、事故や病気などの原因で亡くなった動物たちの亡霊も存在し、同じく事故や病気などの原因で亡くなった人たちの亡霊もいます。彼らの殆どは、天国にも行かれず、地獄にも行かれず、いつもその亡くなった場所の近くにさまよう形が多いようです。

彼らが天に上がれない一般的な理由は、気持ちが平和でなく、怒りや憎しみ、家族に対する心配、などの苦しい気持ちをもっているからです。さらに、彼ら自身が業の罪をもっている可能性があり、その業の罪が影響して、天上に上がることの妨げになっている場合もあります。

これらの亡霊たちを、天上に上げるためのいくつかの方法があります。動物や魚などが殺されてしまう場所、或いは人が事故や病気などの原因で亡くなった場所で行います。

もし、彼らの死んだ場所に行けない場合には、他の場所でも行えます。その場合、それをする前に彼らが生きていた時の写真を目の前に置くことです。もし写真が無ければ、意識でこれらの亡霊と繋がってから行っても大丈夫です。

そして、仏教、或いは道教や道家におけるお経やマントラを唱え続けることです。一回に、三十分間、一時間、という長さで行うのが普通で、可能であれば彼らが天国に上がるまで、毎日これらを唱え続けます。

もう一つの彼らを天に上昇させる方法は、亡霊のいる場所で焚火をすることです。焚火をすると、その火による炎の軽さで、亡霊たちの苦しい気持ちを清める効果と、亡霊たちを天に上昇させる効果があります。

日本には、昔からの慰霊と霊を清めるための火の祭りが、今でも習慣となって残されています。

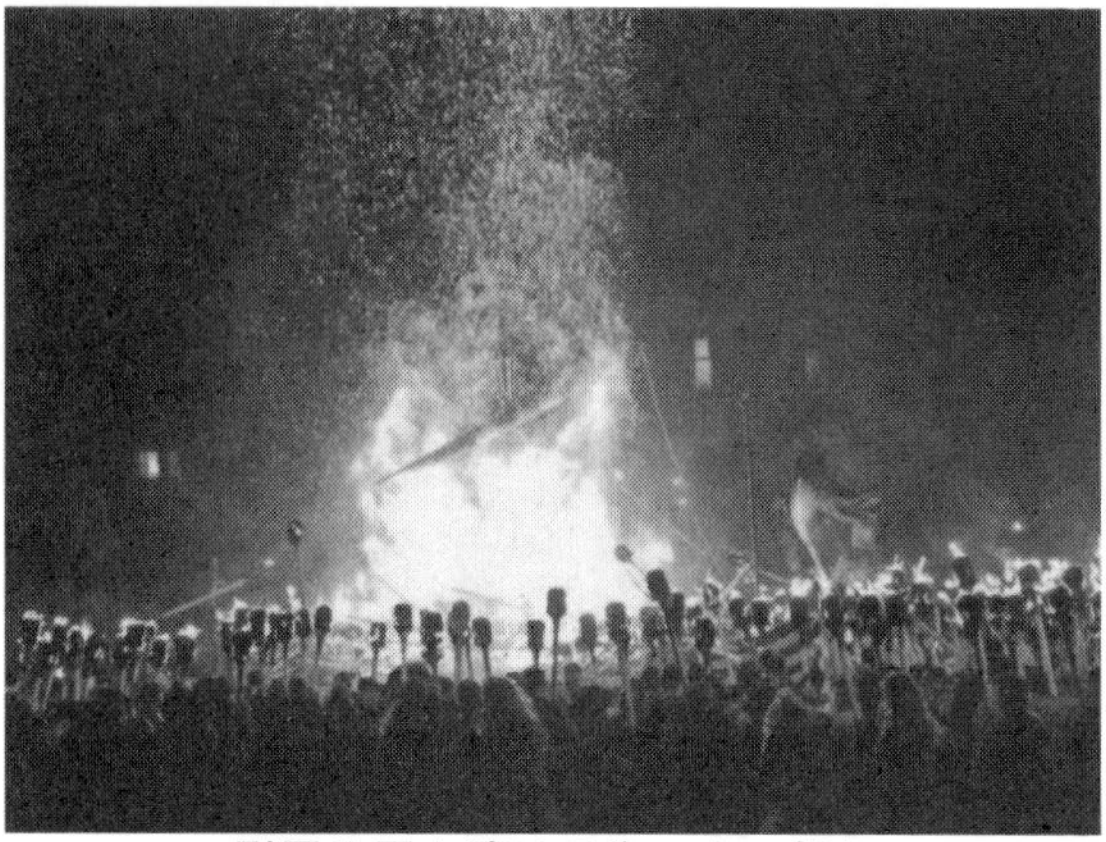

慰霊や霊を清める為の火の祭り

その次の方法は、イメージで星々を彼らの中に入れる方法です。夜空にある殆どの光っている星々は、太陽のような恒星で、いつまでも燃え続け、太陽のような力を持っています。イメージでこれらを、亡霊たちの中に繰り返し入れることで、亡霊たちがもっている気の質を浄化するようにします。

イメージで上空にある星を下の方に降ろし、亡霊の中に入れます。そして、もう一度星を下の方に降ろし、彼らの中に入れます。こういう風に、何十回か入れ続けると、いつか彼らの気が綺麗になり、様子が白くなります。

そして、星を彼らの中に入れる作業を続けていき、いつか彼らの気が更に綺麗になったときには、彼らの様子が生きているようにはっきり感じ、はっきり見えてきます。しかも、その体の色ははっきり感じられ、見えるようになります。さらに星を彼らの中に入れ続け、いつか気がもっと綺麗になったら、自動的に天に上昇します。

しかし、彼らの上昇する感じは、物理的な飛行機やロボットのように、一回だけで上昇すればそれで終わりということではありません。彼らは気の形の存在で、分かれることができます。例えば、亡霊の中に星を入れたとき、彼らが上昇したのを感じたとしても、上がったのは亡霊の存在のほんの一部分です。続けて何回、十何回か亡霊の中に星を入れ、その都度亡霊が上昇したのを感じ、最後にこの天に上昇する感じが無くなったら、亡霊の存在は完全に天に上がり、作業が終わります。

星を一つずつ上から降ろし、彼らの中に入れる方法は普通ですが、もし可能であれば、星々を数個ずつ天から降ろし彼らの中に入れたほうが、もっと効率的です。

ところで、もし亡霊たちが数えられない程多い場合には、もう一つの方法があります。これは、イメージでたくさんの星々のある上空、つまり天をそのまま降ろして、亡霊がたくさんいる空間と重ね、その中に入れることです。そして何秒か経ってから、もう一度天の空間をそのまま降ろし、亡霊たちの空間と重ね、その中に入れます。こういう風に繰り返します。

いつか、天の星々のある空間を亡霊の空間と重ねて、その空間が薄くなっている感じがあるときに、気が綺麗になっていることが分かります。

この作業を続けて、いつか天の空間を亡霊の空間と重ねても、亡霊の空間を感じがなくなり、軽くて明るい綺麗な天の空間の感じがあれば、もう彼らは天に上昇した印で、作業が終わります。

普通、亡霊たちを全部天上に上昇させるまでには、繰り返し続ける必要があります。もし時間が足りなかったら、他の日に続けても問題ありません。

たくさんの亡霊たちを天国に上昇させればさせるほど、その場所の気の流れがもっと良く、もっと安らかになり、それらの亡霊たちも、もっと安らかになります。そして、その場所に住んでいる人たちも、もっと健康になり、もっと安らかになり、治安ももっと良くなり、喧嘩や衝突、及び事故などの回数も少なくなります。

最後の亡霊を上昇させる方法は、〝立つ練習その一〟のところを参考にしてください。この方法は、体の中と周りの気を清めることができるので、体の中や周りに存在している亡霊などを清める効果と、天に上昇させる効果もあります。

24、体内の亡霊などを天に送る

自分や他の人の体の中に亡霊がいる場合には、この方法が応用できます。まず、亡霊がど

ここにいるかを感じます。そして、心身をリラックスさせて座ります。自分の意識で、或いは気持ちで亡霊に声をかけ、

〝これから、貴方を天に送ります、いやですか〟というような質問をし、その返事を聞きます。

返事のない場合には、ＯＫという意味です。殆どの場合、彼らが天国に上昇することは受け入れられます。ほんの一部ですが、天より上のレベル、つまり、道《ダオ》の空間に入れてもらいたいという願いもあります。

注意するところは、亡霊たちの返事は、意識あるいは気持ちのような感じで、私たちの頭の中に浮かんできます。決して、普通の人のような、言葉で返事をすることではありません。私たちが彼らに質問をする方法も、意識で尋ねることで、言葉ではありません。

もっと簡単な方法として、このような質問をせずに、直接彼らを天に送る作業をしても構いません。この作業は、気の世界の動きで、目はそれらを見ることができません。故に、まず自分の意識で、その亡霊のいるところをじっと見ながら、或いは感じながら、天上にある星を降ろし、彼らの中に入れるイメージをします。方法は、〝さまよう亡霊を天上に〟を参考にしてください。

亡霊などを天に送る作業をするためには、まず私たちがもっている気を清めることです。そ

うできないと、自らの気の汚れで、亡霊たちを天に送る作業が出来なくなる可能性があります。

ここに書いてある挿絵は例えで、亡霊の形はさまざまで、人の形、動物や魚の形、昆虫の形、骸骨の形などがあります。体の中に亡霊ではなく、気の体をもっている動物たちが潜んでいる可能性もあります。このような動物たちが人の体にいる理由は、やはり過去に私たちが彼らに対し、或いは彼らの家族に対し悪行をしたため、或いは彼らから守ってくれたことに感謝をしなかったため、などです。

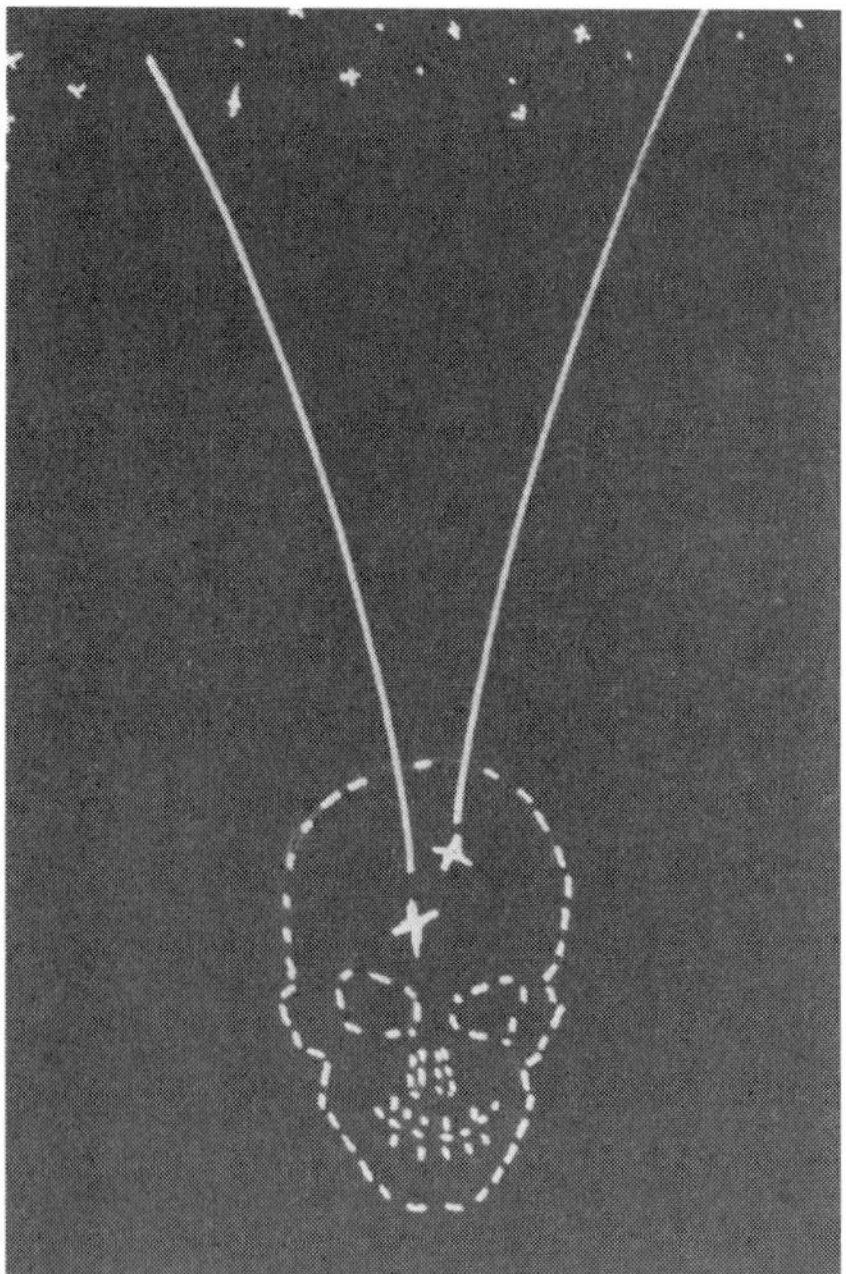
意識で星々を亡霊の中に入れる

最も多いのは蛇様と狐様です。彼らを天に上昇させる方法は、亡霊たちを天に送る方法と同じです。しかし、蛇の形の場合には、二つの可能性があります。一つは気の体をもっている蛇です。もう一つは、亡霊たちのたくさんの恨みや憎しみなどの感情が集まって、蛇の形に化けている可能性があります。

蛇の形に星を入れる作業を続けて、その形がそのまま天に昇ったら、作業は終わります。しかし、星々を入れる作業を続けていくと、その蛇の形が人、動物や魚，魚介類や昆虫などの形に変わることがあります。これは、集まっていた亡霊たちの憎しみや恨みです。引き続き、これらの変化した形の中に星を繰り返して入れていきます。そして、それらの形が薄くなって天に上がったら、一つの作業が終わります。

しかし、これらの変化した形を天に上げても蛇の形がそのままいることがあります。これは、他の亡霊たちの恨みや憎しみがまだ残っている意味です。その場合引き続き、星を蛇の形の中に入れる作業を繰り返します。

これらの見えない存在を一つだけでも天国に上昇させたら、その存在はそれから安らかな時間を過ごせ、苦しみの感情もおさまります。同時に、その人の体ももっと健康で快適に、意識ももっと清明に、心ももっと温かく愛が増えていきます。さらに、この世の中にも、一つの安らぎが増えます。

数えられないほどの回数の輪廻転生を経てきた私たちの体と魂の中に、当然、沢山の亡霊が潜んでいます。しかし、希望を持ってコツコツと、一つ、また一つ、彼らを天に上昇させ続けることは、世界の大きな平和をつくるための礎石のようです。

25、見えない存在を道《ダオ》に送る

亡霊と気の体をもつ動物を天に上昇させる作業をするときに、たまに天界の上、つまり道《ダオ》の世界に入れてもらいたいという願いを頼まれる場合もあります。

作業中に、私たちの頭の中に〝道《ダオ》の世界入れてもらいたい〟という気持ちが浮かんでくるときがあります。これは、彼らのメッセージです。

これらの存在は、もうすでに天界にいられる存在です。そして彼らが人の体に入る理由は、その人に罰を与えるためです。このような存在に対して、天国に上昇させることを条件に、罰を与える仕事を止めさせることは不可能です。

しかし、道《ダオ》の世界に上昇させることを条件にすると、彼らは納得できます。そのため〝道《ダオ》の世界に入れてもらいたい〟というイメージを伝えてくれます。

もし道《ダオ》の世界に入ること、一体化することが出来ないなら、

〝ごめんなさい私には出来ません〟と説明をしたほうが良く、

〝私に出来ることはありますか〟ともう一度尋ねます。

そして、彼らの願うことに従えばよいのです。

もしそのとき、すでに道《ダオ》の世界に入ること、一体化することが出来るのでしたら、彼らをそこに送る作業をします。方法は、イメージで道《ダオ》の空間をそのまま、彼らの存在と重ねることです。つまり、彼らを道《ダオ》の空間に入れて、二つの気の空間を一つにします。

何秒、十何秒か経ってから、もう一度道《ダオ》の空間を彼らと重ねます。それを繰り返します。彼らを道《ダオ》の空間と一つにしたとき、彼らが天に上昇したのを感じても、この作業を繰り返し行います。そして、彼らを道《ダオ》の空間と一つにしたとき、彼らの気配が完全に無くなったら、作業が終わります。

早いときには何秒かで終わり、長い時には、何十分もかかる場合もあります。何十分間か経っても、まだ終わらない場合もあります。その場合、他の日にもう一度同じ作業を続けても大丈夫です。

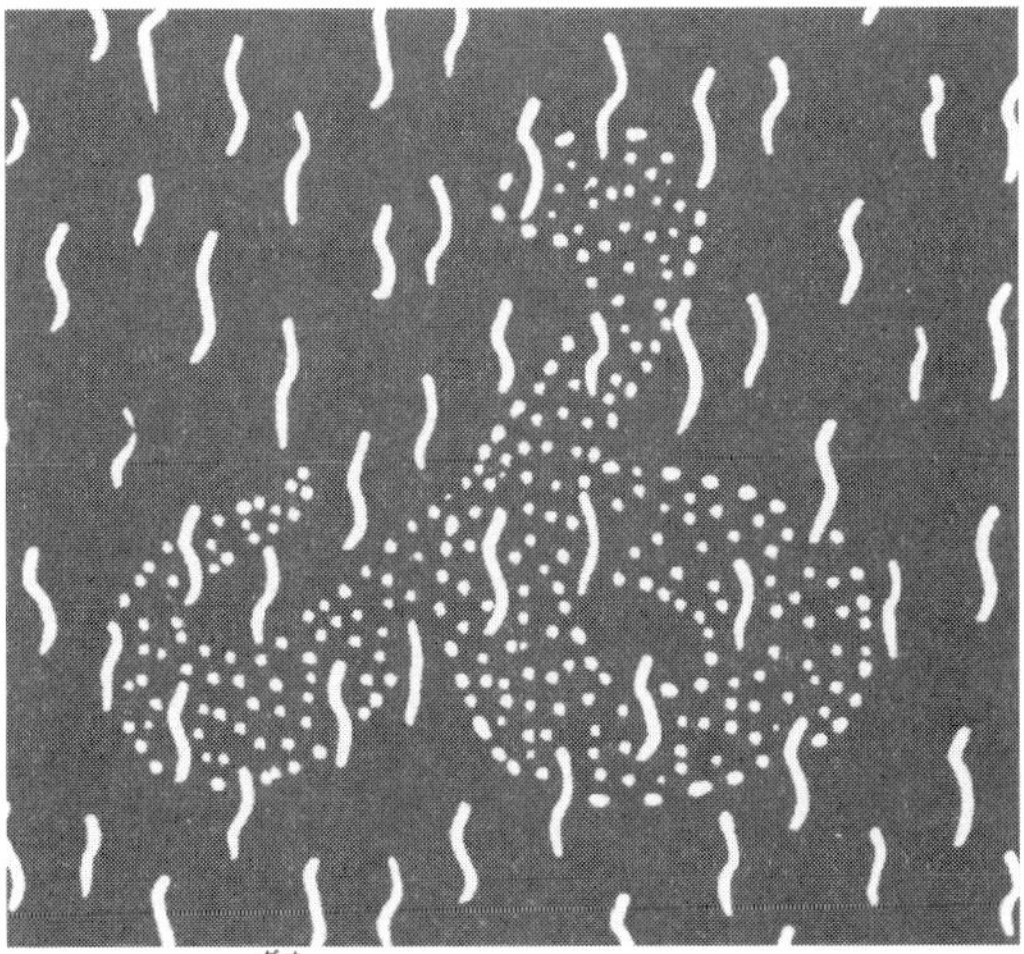

道《ダオ》の空間を彼らと重ねる

26、亡霊などを見つける

亡霊などの見えない存在を天に上昇させるためには、まずは彼らを見つけることです。そうしないと、彼らを天に上昇させることは自分の妄想だけに過ぎません。

もし、これらの見えない存在が私たちの体にいたら、なんとなく体の異常を感じるはずです。例えば、胸に空気が足りない感じ、そして不安を感じること、その両方がある場合には、彼らが胸にいる可能性が高いです。

長年不安症を持つ人は、彼らが胃と心臓の中に居る可能性が高いです。胃が重いような、痛いような感じと、不安感を両方持っている場合には、彼らが胃の中にいる可能性が高いです。風邪をひいておらず、ストレスもないのにいつも頭が痛い人は、その頭の中に彼らがいる可能性が高いです。思考を一秒も止めることも出来ず、ずっと考えている人の場合、脳の中に彼らがいると判断が出来ます。

いつも下腹部が重く感じられ、冷たい感じ、痛みなどの違和感があるときは、彼らがそこに居るための可能性が高いです。丹田という気の溜まる場所は、女性の子宮と重なる場所でもあり、彼らが最も入りやすい場所の一つでもあります。

手足の筋肉の部分にずっと痛みがあること、しかも、その痛みのある場所を触るとちょっと冷たく感じることがあれば、彼らがそこに居る可能性もあります。手足の冷たい人、いつも疲れている人の体の中に、彼らがいる可能性も高いです。

ある内臓に常に違和感のあること、痛くなることがあれば、そこに居る可能性もあります。重病やガンなどの病気のある場所に、彼らがいる可能性もあります。

星を降ろすことで、それらの存在がいることを確認するのも大事です。例えば、胸に空気が足りない感じと、不安を両方持っている場合には、まずイメージで上空の星を下に降ろし、胸の中の奥にまで降ろします。

もしその星が、何にも当たらず投げ石のような感じがあったら、彼らに当っていないことは確実です。その場合、続けてもう一つの星を下に降ろし、先ほどの胸の場所よりややずらして降ろします。もし、それでも当たらなかったら、もう一度場所をややずらして行います。

星を胸に降ろした時、胸になにか広がっている感じ、ちょっとぞくぞくとする感じ、違和感、なにかに当っているような感じ、などがあれば、これは星の力が彼らの中に入っている感じで、続けて、次から次へと星を彼らの中に入れます。

いつか、星を胸の中に降ろした時、なにも当たらないような感じがあったら、彼らのもっている気が星の力によって清められ、すでに、天に上昇した可能性が高いです。

27、亡霊などを見つける、続き

これらの見えない存在は、私たちの体の中だけではなく、家の中、ベランダ、車庫、家の庭、公園、郊外、山などにいる可能性もあります。

もし、私たちが住んでいる家の中、ベランダなどに目に見えない動物がいる場合、彼らがそこにいる理由のひとつは、私たちがその場所に住む前から、彼らはすでにその場で生活しているからです。後から人がその場所に家を建てて住みはじめ、彼らと同じ場所に住む形になってしまいます。また、亡霊たちが家や車庫などの中にいる理由は、彼らがその場所あるいは近くで亡くなったための可能性が高いです。

亡霊などがいる場所に近づく時、ちょっと疲れる感じ、落ち着きのない感じ、不安な感じ、ちょっと心臓がどきどきする感じ、精神が暗くなる感じ、少しひんやりとする感じ、鳥肌が立つような不思議な怖さのある感じ、なにかの気配がある感じ、などがあります。

気の体を持っている動物たちと亡霊たちは、物理的な存在ではなく、気のような存在でもあり、空気のような微妙な存在でもあります。ですから、彼らの正体をわかろうとしても、普通の動物のようには感じられません。ちょっと圧迫感のあるような空気、濁っているような空気、ひんやりしているような空気、不安が感じられる空気、などの感じがあるだけです。

更に、気の体を持っている動物がいる場合には、彼らの体は見えないけれども、体臭を感じられるはずです。つまり、彼らがいる場所に近づくと、ちょっと匂いを感じます。見えない蛇様やヒキガエル様がいるときに、妙なひんやりとした寒さと、妙な生魚のような生臭さを感じられます。見えない狐様がいる時、ちょっと妙なおしっこの匂いがあるようです。見えない毛の付いている小さい動物なら、ちょっと動物園のようなにおいがあります。とにかく、彼らの匂いは、少し違和感のある匂いです。

これらの気の体を持つ動物たちは、私たちにとって見えない存在ですが、死んだ者ではなく、生きている存在です。

第五章　気

28、気という存在

気という存在は、普通の人にとって見えないものですが、人の生命には欠かせない存在でもあり、人の心身にかなりの大きな影響を与えるものでもあります。

例えば、気をたくさん持っている人は、その気の力で体の血流がよく、いつも元気で病気にかかる可能性が少なく、精神が明るく疲れも感じないようです。反対に、持っている気の量が少ない人は、疲れやすく、冷え性で風邪をひきやすく、病気にかかりやすく、精神状態が暗くてマイナスの考えが多い、などの症状を持ちやすいです。

また、気はすべての形のある存在と結びついています。つまり、すべての形のあるものは気を持っています。土、水、植物、石、火、家、山など、すべてが気を持ちます。しかしこれらの存在の持っている気の質と量は、みんなそれぞれ異なります。川、海、湖など水は、水の気を持ち、土、山など土は、大地の気を持ち、石、石の山は、石の気を持ち、植物は、木の気を持ち、火、太陽は、火の気を持ち、家は、大地の気と、そこに住んでいる人の気とが合わさった気を持ち、星々の気は、火の気と天の気とが合わさった気を持ち、空気の気は、地球の気と天の気、及び宇宙の気などが合わさった状態の気を持っています。

気は、人の心身状態に大きな影響を与え、左右することさえ出来ます。逆に、人の心身状態の良し悪しも、持っている気に大きな影響を与え、左右することも出来ます。

例えば、体が健康な人は、穏やかな気と綺麗な気を持ちます。重病にかかっている人は、汚れて重い気を持っています。頭の意識が調和していて、しかも幸せな人は、軽くて綺麗な気を持っています。

性格の激しい人、及び自己中心的な人は、荒くて汚れている気を持っています。年を取ると、持っている気が少なく、滞りやすくなります。若者たちが持っている気は、軽く、良く循環しています。性格の優しい人は、清潔で細かい気を持っています。鬱にかかっている人は、重くて籠っている気を持っています。

また、気の空間には、二種類の存在があり、これらの存在は、それぞれの気を持っています。一種類目は、生きている存在、つまり、気の体を持っている存在で、もうひとつは、生きていない存在、つまり、気の体が持てない存在です。

生きている存在は、気の体を持っているお蔭で、光のスピードでどこでも行くことが出来、私たちの物理の世界を助けてくれる力も持っています。これに対して、生きていない存在は、このようなことが出来ず、私たちにメッセージを送ってくれることしかできません。

気の体を持っている存在には、東洋文化の龍、鳳凰、麒麟や、西洋文化の天使、仏教の世界における如来、仏、菩薩、羅漢や、道家の世界の地仙、天仙、神仙、そして日本文化の河童などがいるようです。

また、人は、生きているときに常に気をもっています。これは生きるための生気ともいえます。しかし死に近づいたとき、持っている気が少なくなっていくうちに、死気という体の血流を滞らせる効果のある気が徐々に増えていきます。そして死んだとき、持っている気が完全に消え、その代わりに死気が体に充満します。

その後、時間の流れによって、その人の死体が徐々に大地の一部となっていくうちに、大地の気が徐々にその死体に浸透すると同時に、持っている死気が徐々に消えてしまいます。

死気は、生き物が死に近づくときに、持っている特別な気のことで、死んだばかりの死体も、その死気を持っています。亡くなった人の死体が火葬され灰になったら、体についている死気がほぼ消え、その代わりに魂魄の魄《ハク》という、生きていたときの脳の意識が、気の形になってその灰とくっ付いています。

その魄《ハク》の存在が、時間の流れによって少しずつ空気の中に薄くなっていき、五十年間くらい経つと、完全に薄くなって空気の中に消えてしまいます。この意味で、日本では亡くなった人の年周法要供養を、一般的に五十回忌まで行うことが普通の習慣になっているようです。

ところで、大自然の中の気は、その存在の形の大きさにより、持っている気の量も同じように大きくなります。例えば、山の気、海の気は植物の気より大きく、地球の気は山の気より大きく、銀河系の気は地球の気より大きく、宇宙の気は銀河系の気より大きく、道《ダオ》の気は宇宙の気より大きいです。

また、これらの気の綺麗さと純粋さも同じような順番で、大きくなればなるほど、もっと綺麗で、微細で、純粋です。地球の気は、人の気よりもっと細かく綺麗で、銀河系の気は、地球の気よりもっと細かく綺麗で、宇宙の気は、銀河系の気よりもっと細かく綺麗で、道《ダオ》の気は宇宙の気よりもっと細かく綺麗です。

また、ヨーガをやっている人たちは、海辺で練習する習慣があるようで、これは海の気とも関係があるでしょう。多くの修行や修練をしている人たちは、山で暮らす習慣もあり、これには人が少ないことも理由のひとつですが、山の気とも関係があるでしょう。たくさんのお寺、神社、道観は、山の上に建てられています。これも、山がそうした場所の気と関係があるからでしょう。

29、気の世界の無限さ

生き物を含め、すべての存在やものは数が数えられないくらい無限です。そしてすべての存在やものは気を持っています。すると、それらが持っている気の数も無限のようです。例えば、山に沢山ある石それぞれが気を持っており、植物も、倒れた木も、落ち葉も、皆それぞれ自分なりの気を持っています。まるで、世の中の人がいくら多いにしても、まったく同じ顔の人がいないのと同じようです。

そうすると、数の数えられないほどの気は、皆が自分なりの質と特徴を持ち、私たちが生きている空間に充満しています。しかしながら、これらの気は、すべてが私たちに良い影響を与える存在ばかりでなく、悪い影響を与える気の存在もあります。この意味で、気の練習を行う人が、気をいっぱい持てればそれでよし、という発想をしていたら、もう一度考えた方が良いと思います。

良い質の気を、たくさん持つことは正しいです。普通、地球上のどんな気でも、天の気を超えることが出来ません。理由は、地球は天体の中の一つ小さい存在で、天の一部となっているからです。天の気は、地球の気の元でもあり、天の気の量は、地球の気よりはるかに多くて、天の気の空間に入るとき、初めて気の無限さを感じます。

更に、天の外には、宇宙や道《ダオ》がありあます。宇宙や道《ダオ》の気は天の気よりはるかに広く、当然、無限です。私たちにとって、天、宇宙、道《ダオ》という存在による気は、すべてが無限の気であり、そのため、それらの気の量の多さを判断することは、当然不可能です。

30、気の存在の中にいる

空気は、この世におけるどこの空間にも満ちています。私たちは、ずっと空気の中に生きています。空気の中にも、天の気、宇宙の気、道《ダオ》の気などが含まれています。なぜかというと、私たちが住んでいる地球は、天体の中で運行し、私たちの天体が宇宙の中にあり、私たちの宇宙が道《ダオ》の中にあるからです。

ですから、私たちは、地球上の空気の中にいながら、天の気の中にも、宇宙の気の中にも、道《ダオ》の気の中にもいます。私たちは生まれてから、ずっとこれらの気の空間の中に生きています。まるで、魚がずっと水の中に生きていることと同じようです。

天の気、宇宙の気、道《ダオ》の気の中に生きている私たちは、どうやってそれらの気の特徴を判断するでしょう。それらの気の全部が無限の気といっても、それぞれが持っている気の質、その微細さ、微妙さ、幻のような遠さ、などの感じが異なります。宇宙の気は天の気よりはるかに細かく、微妙で、道《ダオ》の気は宇宙の気よりはるかに細かく、微妙です。

道《ダオ》の気について、「道徳経」の第十四章の中に、〝视而不见，名曰夷；听之不闻，名曰希；搏之不得，名曰微。……其上不皦，其下不昧，绳绳兮不可名，复归于无物。是谓无状之状，无物之象，是谓惚恍。迎之不见其首，随之不见其后。〟とあります。

意味は、「観るとき、平坦過ぎて何も見えず、聴くとき、希薄過ぎて何も聞こえず、触るとき、微細過ぎて何も感じがない、……その上の方は明るくなく、その下の方も暗くなく、その継続的に流れる感覚は説明できず、何もない原点に戻り、形のない形、輪郭のないイメージ、正面からその頭は見えず、後ろから見てもその後ろ姿も見えません。」

ここで、老子様は親切に、「道《ダオ》の気は空気の中にあるからこそ、空気のように見えなく、掴めない存在です。また、我らは道《ダオ》の中にいるからこそ、道《ダオ》の外形も、道《ダオ》の頭も、道《ダオ》の後ろ姿も見えません。」と語りました。

まるで、海の下に潜っている人のように、上や下、また、周りは、すべて海の水が流れている様子しか見えず、当然、海の姿全体を見ることが出来ません。

天の気、宇宙の気、道《ダオ》の気は、私たちにとってはすべて無限の存在で、私たちはずっとこれらの無限な気の中に生きているのに、どうしてある人は気が足りなく、ある人は調子が悪く、ある人は病にかかるのでしょうか。

これは、普通の人たちが持っている気の質は、これらの無限な気の質とはるかに異なり、まるで、水と油のようだからです。水と油を同じ瓶に詰めても、自然に上下に分かれ、一緒になれません。

普通の人間としての生き方では、人間としての感情と考えなどを持っているからこそ、持っている気の質も人間の気となります。そしてこの人間の気は、無限な大自然の気とつながることが、出来ません。

ですから、昔から今まで、多くの気の修行者と修練者たちは、自らの気の質を大自然の気のような質に変えるために、一生をかけ、あらゆる面で頑張ってきました。

一旦、これが出来れば、自らの気をこれらの無限の気と一体にすることが出来、健康を保つこと、溢れる気を持つこと、人の限界を超える能力を持つこと、輪廻転生の世界から脱出すること、天界の存在とすること、などが可能となるからです。

31、二つの種類の気

誰でも気を持っています。それも二種類の気です。これらの気は、一般的に示されている陰気と陽気、天の気と地の気、女の気と男の気、汚れた気と綺麗な気、火の気と水の気、などの気の二つの側面の意味ではありません。ここでの二種類の気は、生命の二つの要素による気で、霧の気と光の気のことです。

霧の気は、体の健康を支える要素の一つでもあり、地球上に居るほぼすべての生き物の健康を、支える気でもあります。霧の気は、水の特徴を持ち、生命エネルギーでもあり、物理的な体と関わりやすい気で、体の健康を維持すること、体を良い状態に保つことなどに、かなりの効果を持っています。

そのため、体をずっと生かし続けることを目標とする道教や道家の修練者たちは、この霧の気を通して修練を行うことが多いようです。彼らが体をなくしたくない理由は、人の体の中に、一つの小さい宇宙のような、たくさんの小さい生命が存在しているからです。故に、彼らにとって、体を良い状態に保つこと、寿命を延長することは、重要なことと示されています。

老子様は、道《ダオ》の存在にはすべて水のような液体が満ちているようで、それが霧の気の元だと示されています。

また水は、環境が変わることによって、蒸気、氷、雪、雲、霧などに変化することが出来ます。このような変化は、あくまでも物理的なものから物理的なものへの変化で、無くなることがないので、肉体の大事さを主張する道教や道家の修練者たちは、霧の気をよく使っています。

これに対して、光の気は、霧の気と反対の特徴を持ち、光の特徴と同じようです。光をつけると、その光をはっきり見て感じます。消すと、その光がなくなり、何もないように戻ります。

直観的には、光のあるとき、そのエネルギー的なことを感じて見えますが、光のない時、そのエネルギーのような感じもなくなり、何もない状態になります。つまり、光の転換は、物理的な世界にあり得ない転換で、エネルギーのあるものから何もないところまで、転換することが出来ます。即ち、1＝0という結論です。

光は、エネルギーの存在と考えられても、物理的な存在ではないようです。故に、物理の世界から離れることを目標とする仏教の教えは、光の特徴と同じような光の気に基づいて修行を行うことが多いようです。

仏教の世界では、光の気の世界は空《クウ》と名付けられます。意味は物理的な存在ではないこと、物理の世界には何もないこと、などです。この気の性質については、名句〝色即是空、空即是色〟の中に表されています。一つの解釈は、物理的な世界のすべての存在は、あくまでも滅びる存在でもあり、最後には、何もないことになります。これに対して、空気のような見えない世界は、非物理的な光の気の世界でもあり、生命を生み出す原材料の世界でもあり、永遠に存在することが出来る世界でもあります。

またもう一つの意味として、この言葉は、1＝0、0＝1のような、光の気の世界の特徴を説明しているのではないでしょうか。この特徴は、物理的な世界ではあり得ないことですが、光の世界、光の気の世界には、あり得ることです。

32、神性の種その1、先天の気

私たちの体は、地球という生物の一部でもあります。

地球は、天の一部でもあります。すると、私たちの生命の原点は、天との繋がりがあるようで、私たちの気の遺伝子は、まるで天の孫のようです。

ですから、私たちは体のどこかに、天の気と同じ質の気を持っているはずです。一つ目は先天の気と呼ばれ、この気の質は天の気の中の、霧の気の部分と同じ質です。

先天の気は、私たちの丹田（女性の子宮と重なる場所）の場所にあり、その大きさは米粒の半分くらいで、色が白いです。この気は、生命が生まれる前に働く気ですが、人が生まれてからずっと休んでいる状態に入っています。

この気は、天の気と同じ質を持っているので、他のどんな気にも汚されることなく、人が生きている限りずっと持ち続けることができ、白くて綺麗な状態を保っています。

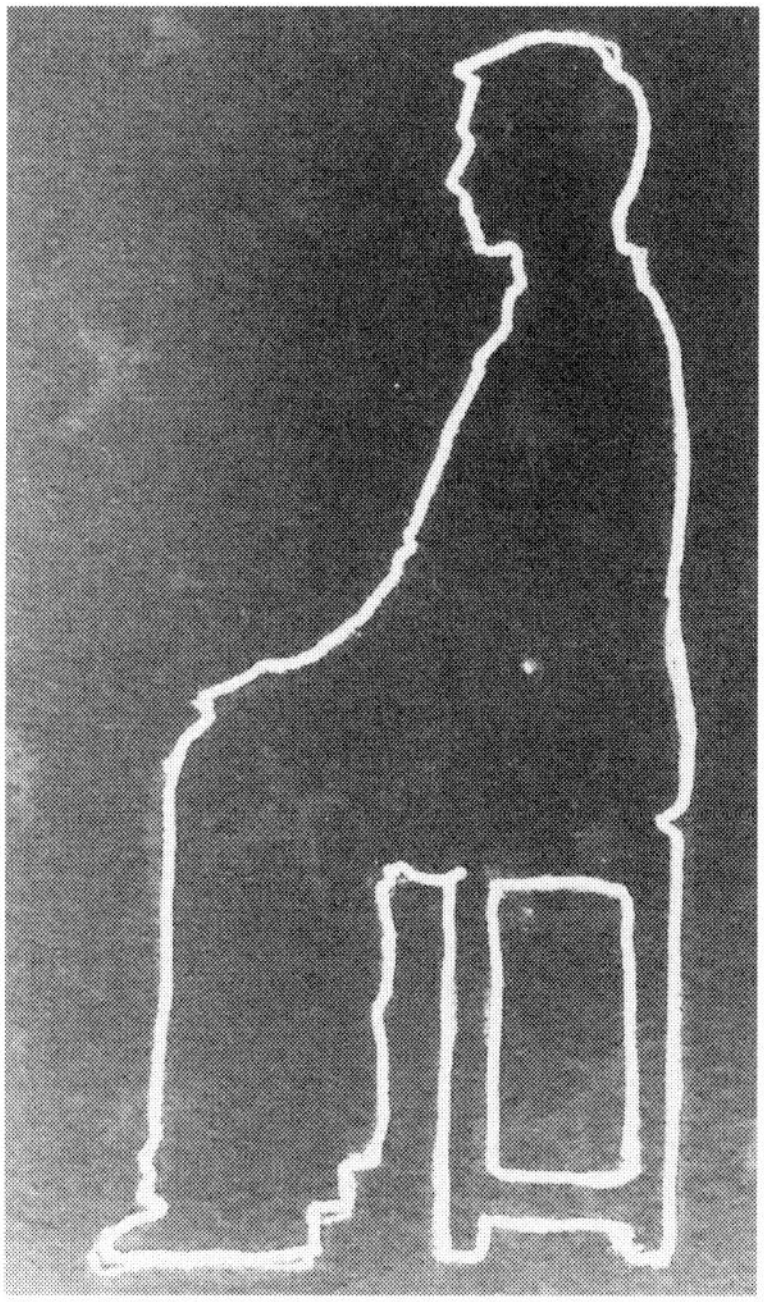
丹田にある先天の気

道教や道家では、この先天の気を見つけること、開発することなどは肝心なことと示されています。先天の気を持つ修練方法によって、直接天の気と繋がること、一体になることが出来ます。先天の気を見つけ、長年の修練を続ければ、先天の気の大きさも、二センチ、五センチ、十センチというふうに大きくなります。

この大きくなった気は、一種の〝金丹〟と呼ばれます。金丹の金は、金色の意味ではなく、色は白いです。「金」の意味は、金のように、時間が流れたとしても、変わること、壊れることがなく、同じ状態に保てることです。

丹の意味は、気の元、気の固まりの意味です。金丹を持つ人は、この金丹の気により、自分の健康が守られ、ほかの人の病気も癒すことができます。金丹は霧の気の世界を開けるカギでもあります。

また、瞑想の方法の中に、先天の気により気の体をつくる方法が

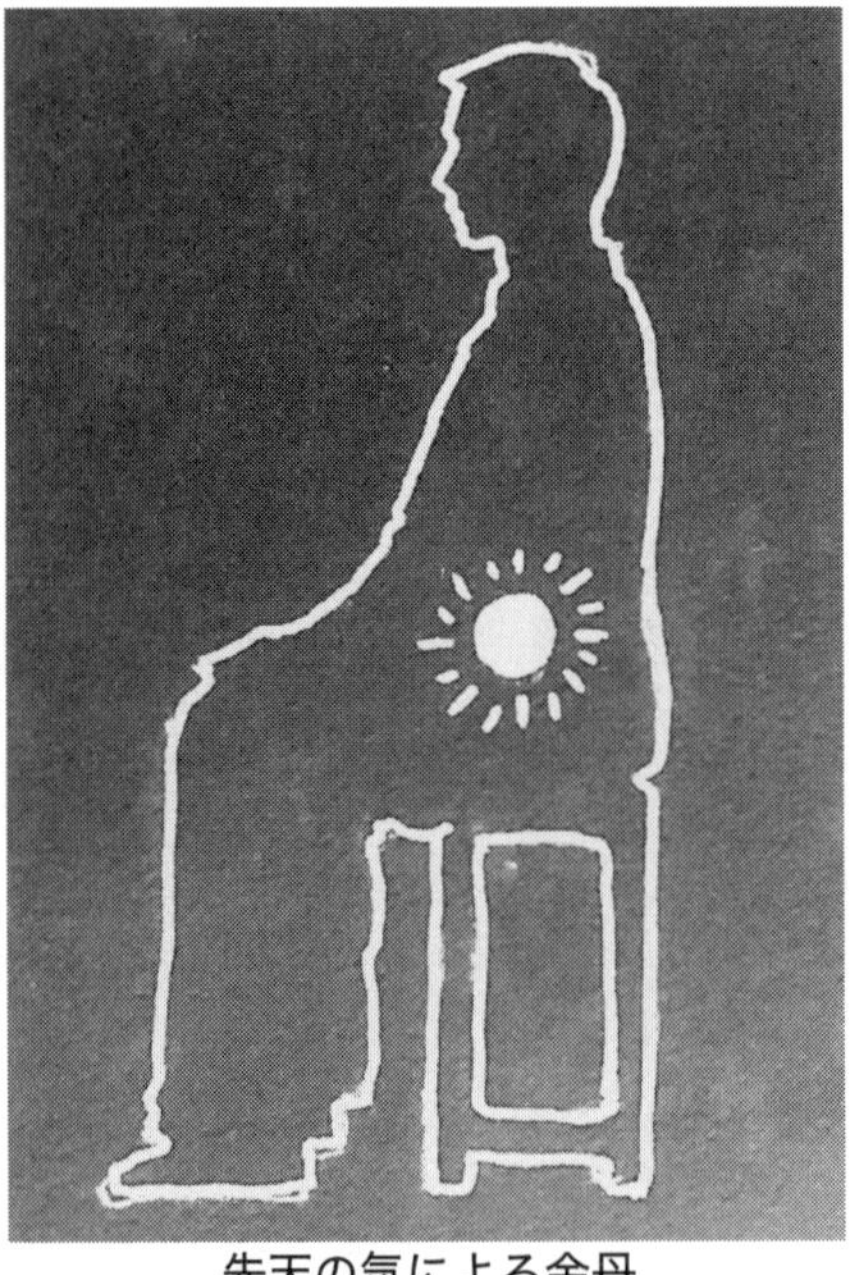

先天の気による金丹

あります。これは、まず腰掛け、心身をリラックスさせ、意識をかなり静かな瞑想の状態に入るようにし、出来るだけ脳の働きを完全に停止させる状態のうちに、意識がずっと下腹部の丹田のところを見ます。

いつか、真っ黒い空間の中に、一つの半分の米粒のような白いものが現れたとき、すぐに自らの意識をそこに入れます。まるで高台から、プールや川に飛び降りるように、頭が先にその中に入ります。

これはまるで、人間が子供をつくるための受精のようで、先天の気と潜在意識での受精です。それが成功すれば、その後お腹の胃のところに、西瓜の大きさのようなオレンジ色の気が現れます。

このオレンジ色の気が、太陽のようにずっと輝き、霊界のところまでその光が届きます。この気の光によって霊界の門を開くことが出来、霊界と繋がることも出来ます。

霊界の門が一旦開いてくれたら、その世界に入ることも出来、その中にいる存在たちと交流することも出来ます。即ち、第一段階の悟りで、霊界レベルの悟りです。

この気を持つと、夜になって部屋を暗くして目を閉じて寝るにしても、その光の眩しさを感じます。

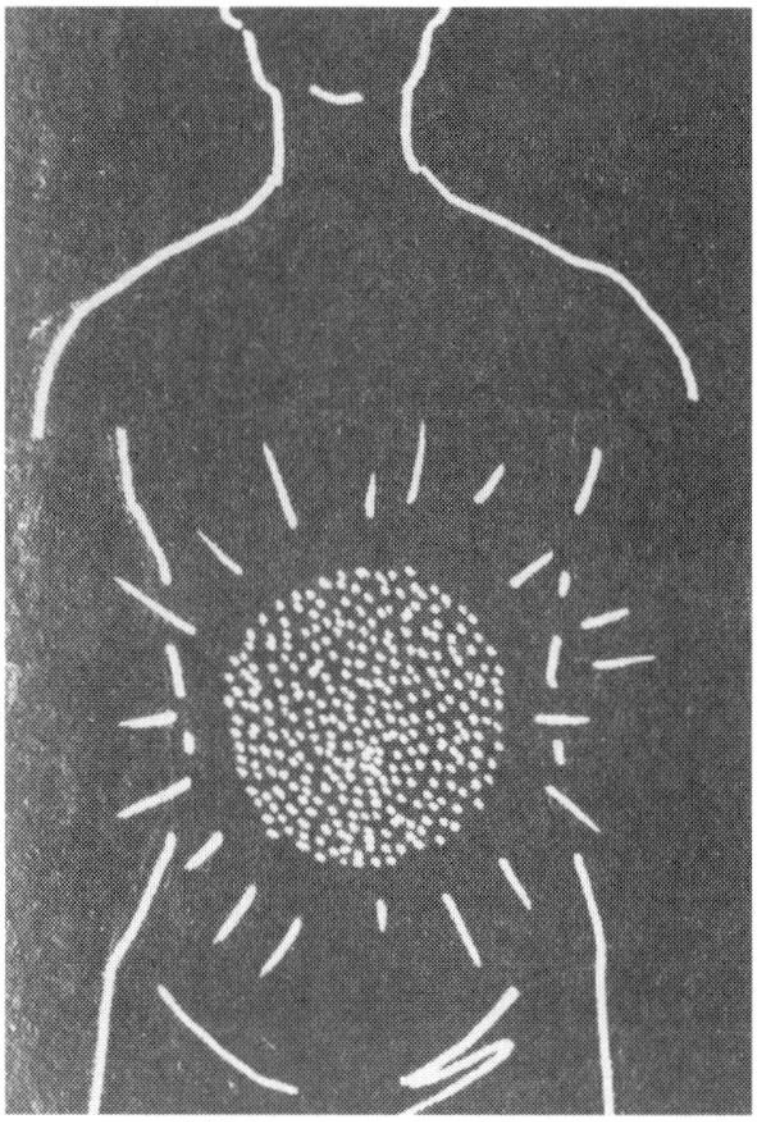

受精をしている気の体

その次の段階は、肝臓の気と脾臓の気を、一緒にこのオレンジ色の気の中に入れていきます。するとすぐにオレンジ色の気が、金色の気の体の小さい人に変化します。そして足を組んで座っている様子がみられます。これは、妊娠という段階です。

この妊娠をしている子は、道教の世界では、陽神とよばれます。しかし、妊娠しているこの陽神を、出産させることはかなり難しいようです。なにかの不安、若干の怒り、悲しみや憎しみ、などの感情があると、その子が自然に流産されます。

ですから、昔の修行者や修練者たちは、一旦自分が妊娠していることを確認したら、すぐに一人で山に入って生活しました。いつか、この子を出産したら、もう大丈夫になります。そして、その人は再び人間社会に戻り、今までと同じような生活を送ります。

この妊娠から出産までの期間の長さは人により異なり、短い場合は三か月で終わったそうで、長い場合は、十二年間かかったそうです。

一旦この金色の子が生まれたら、この小さい子を使って天界のどこでも行けるそうです。そして、そのスピードは光のようです。

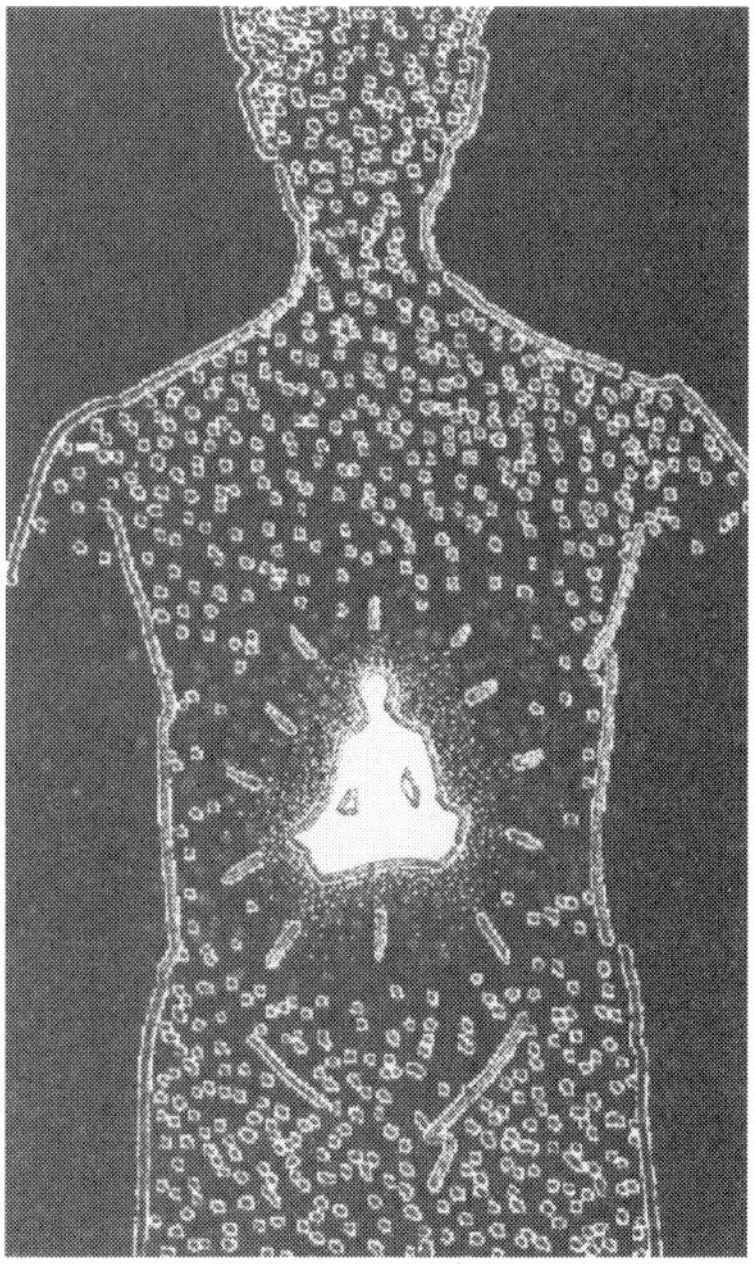
妊娠している気の体

先天の気による修練で仙人の境地に至ると、寿命が人の限界を超えられて不老長寿の体を持てるそうで、雲に乗ってどこでも行けるそうです。中国では、昔から龍や仙人に関する絵の中に、龍は雲中に隠れている様子、仙人は雲に乗っている様子が描かれていることが多いようです。これは彼らが持っている気の質が、霧の気であることを表しています。

33、神性の種その2、真如

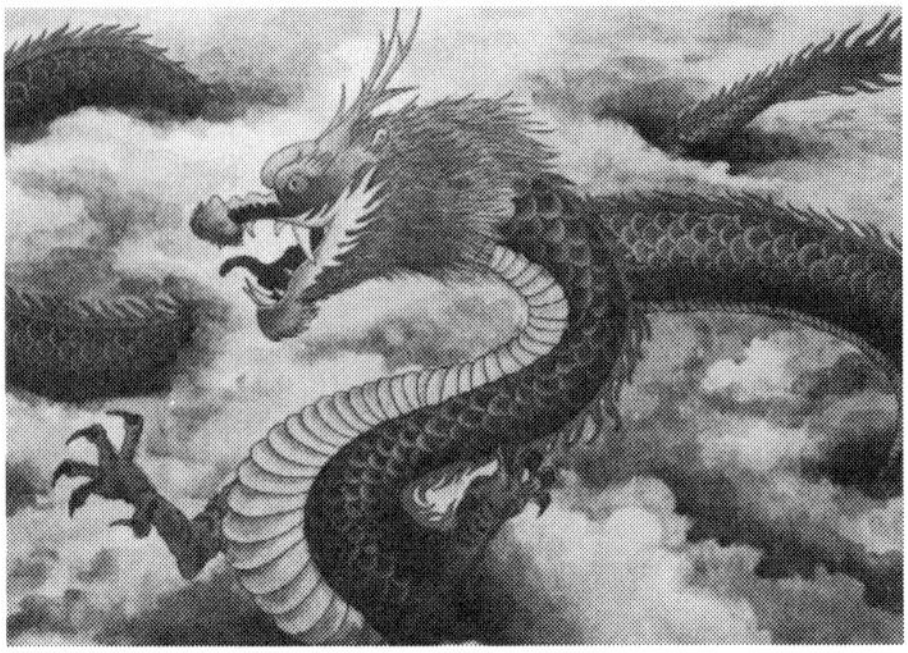
雲の中にいる龍の絵

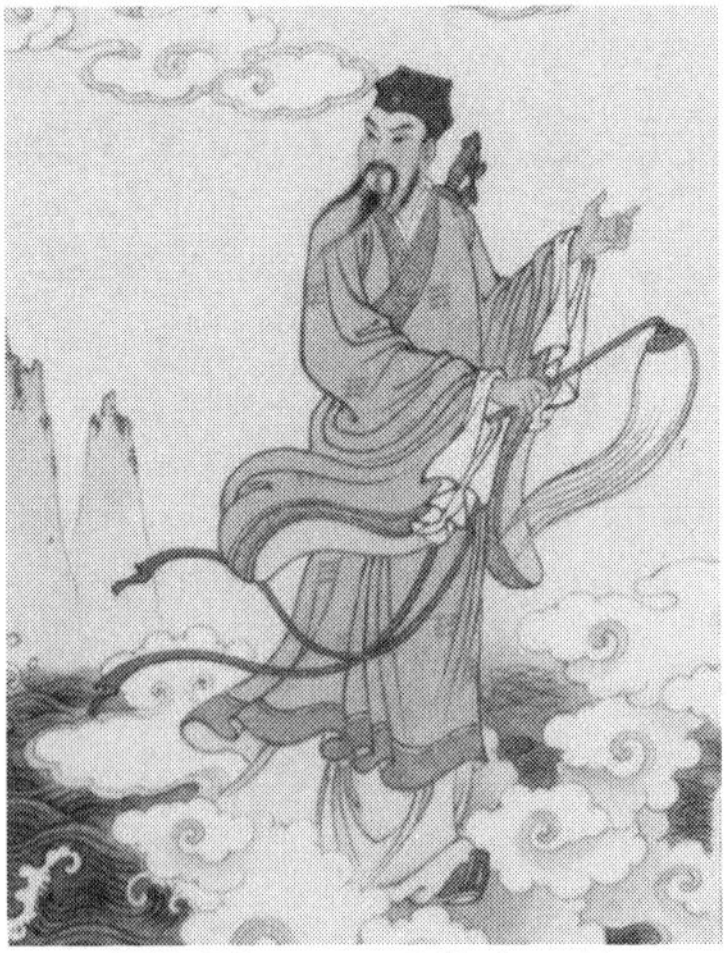
雲に乗っている仙人の絵

私たちの体の、天の孫のようなもう一つの気は、天の光の気と同じ質を持ちます。この気は真如と呼ばれ、胸の真ん中の奥にあり、その直径は十センチくらいで、薄くて白い空気のような、まぶしくない程度にずっと少し光っています。

真如とは、仏教の世界による言葉です。「真」の意味は、時間がいくら流れたとしても、変わることなく、いつまでも同じように存在することです。「如」の意味は、本来、本性のことです。真如は、天の光の気と同じように、いつまでも、その綺麗さと清らかさを持ち、どんな気にも汚されません。

ずっと輝いているはずの真如ですが、残念ながら、私たちの悲しみ、ストレス、煩悩、恨み、業の罪などにより、邪気が真如の周りに充満し、清潔さを持つ真如を覆ってしまいます。そうすると、その真如の光を見ることも、感じることも出来なくなります。まるで何も映らない、長い年月のあいだ使っていなかった、汚れている鏡のようです。

この映らない鏡を、前のように綺麗に、何でも映るように磨くことは、真如を出現させるための修行です。これは、善行を積み重ねること、体内の見えない存在などを天上に上昇させること、意識や心を綺麗にすること、脳による自己中心の意識を停止させること、天の光の気の世界と一体化することなどです。

真如の空間に至ると、今までの物理の世界を虚しく感じ、今まで持っていた感情と考え及び意識などが完全に静まり、すべての物事に対する反応と判断は、心によるものだけになります。

真如のこの境地について、「般若心経」に〃照見五蘊皆空〃と書いています。真如の光を周りに充満させると、物理の世界のすべてのことが、まるで物が燃えてから残された灰のように、むしろその灰よりもっと空洞で、むなしく感じるという意味です。

真如の気の世界と一つになることは、高い境地とも考えられ、天の光の気と一体化することと同じようです。

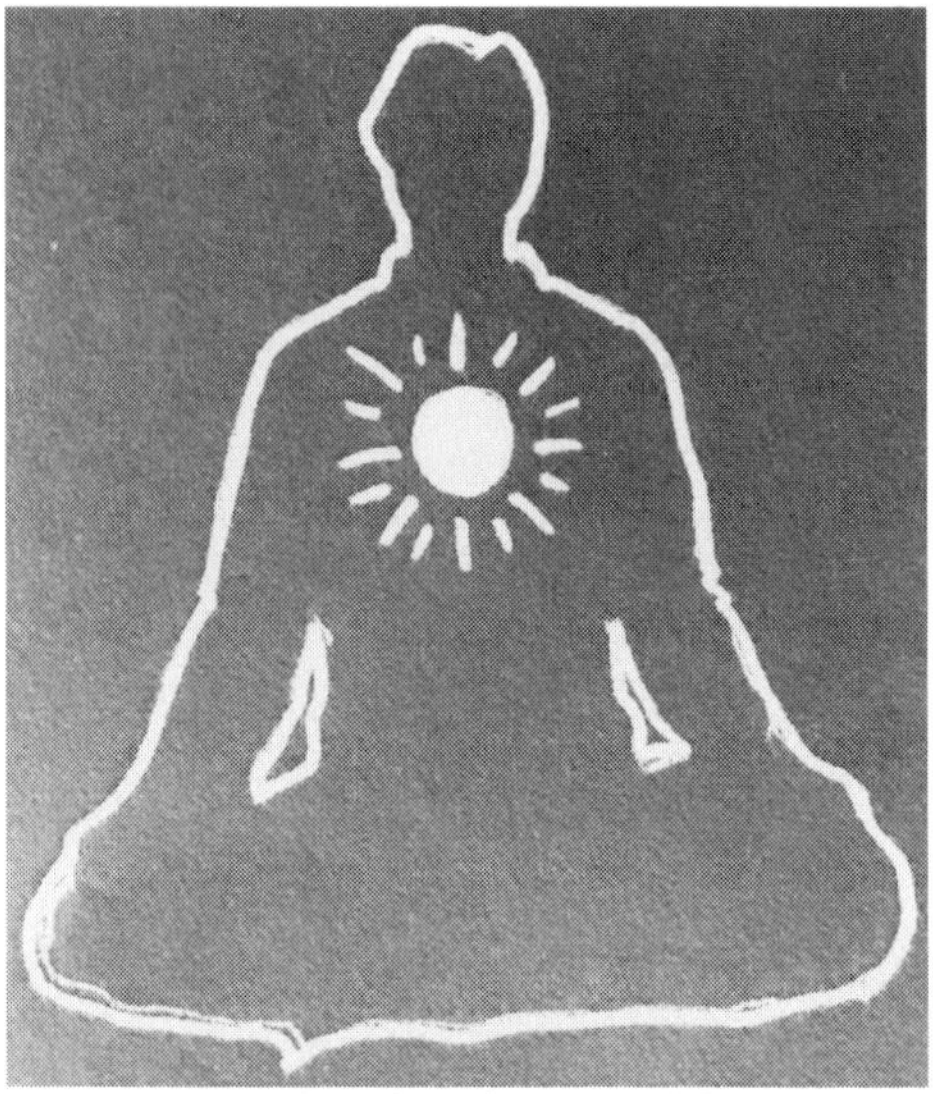
胸の真ん中の奥にある真如

菩薩や如来レベルに関する絵には、光が体から出ているものが多く、西洋文化に関する聖人の絵の中にも、光で体を囲まれている様子があります。
これらの光を持っていることが、光の気による修行を行った印です。彼らの修行は、精神を高めること、意識をもっと調和させること、心の愛をもっと深く、大きくすることなどです。

34、神性の種その3、中脈

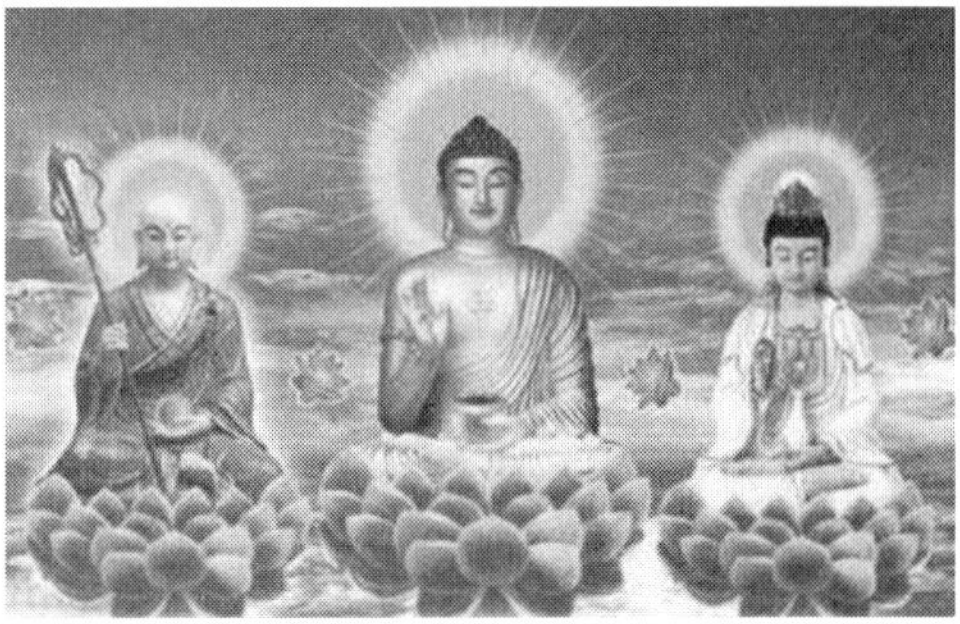
光を持つ仏や菩薩の絵

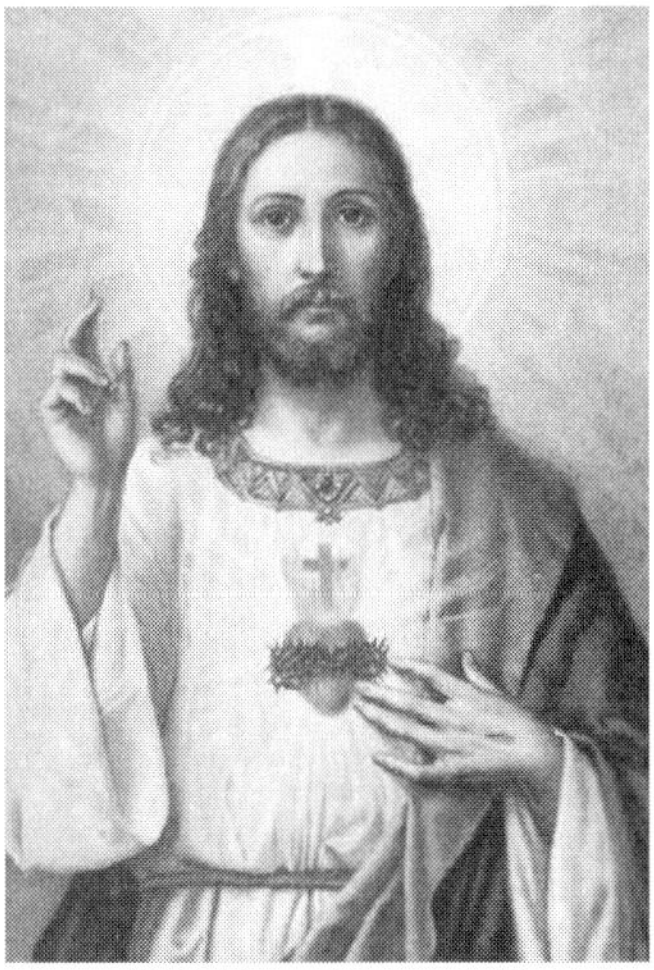
光を持つイエスの絵

生命を進化させることの一つの意味は、物理の世界の存在としての私たちを、気の世界の存在へと変化させ、気の体をつくり出すことです。生命の進化を達成した存在たちは、寿命を人の想像が絶するところまで伸ばしています。

中国の昔の話の中に、麻姑仙という女の仙人がいるようです。彼女の顔は十代後半のように見えますが、東方の海が三回渇いていたことを見たそうです。もし、これが本当だとしたら、彼女の寿命はどのくらいでしょう。日本では、七福神がそのような存在です。いくら年月が流れたとしても、彼らにとっては何時間かのように過ぎ、彼らの顔がいつも若い状態のままで保てるようです。

このような進化にたどり着くための一つの近道は、体の中に気の世界と繋がるアンテナのような「中脈」を開くことです。中脈は、百会のツボという頭のてっぺんのところから、会陰のツボという肛門と陰部の真ん中のところまでの、気の流れる通り道です。

昔から、多くの修行者や修練者たちは、この中脈を開くことで、高い境地まで到達したそうです。チベット密教の世界では、中脈を命脈・大道脈と呼びます。命の原点、仏になる一つの近道、すべての英知が生まれ出るところ、というような意味です。

中脈の閉じている状態を開ければ、大自然からの気が自然に体の中を流れることができ、気の世界に入り、その世界と一体化することが出来ます。

七つのチャクラを開く修練の方法も、中脈を開くための一つの方法とも考えられます。なぜなら、七つのチャクラの場所は、すでに中脈の中にあるからです。ところが、人が持っている業の罪、そして遺伝子が原因で、ほぼすべての人の中脈が、生まれた時からずっと閉じて詰まっている状態になっています。

もし誰かが、中脈を開くだけの練習で、無限の気と一体化することが出来ると思ったら、大きな間違いです。というのは、業の罪を減らす為の努力をしなければ、中脈も開いてくれません。

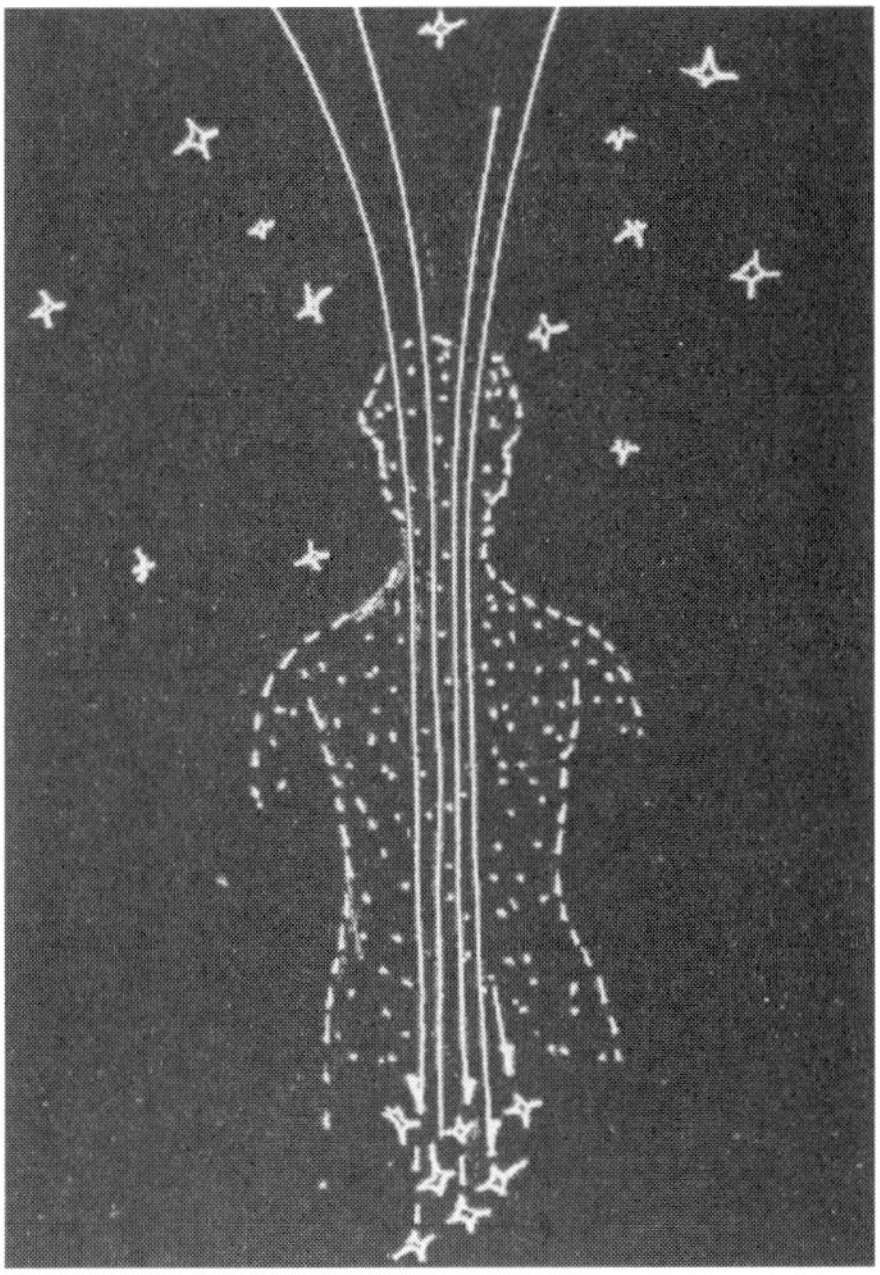

星々を会陰の下二十センチのところにまで

中脈を開く練習です。まず、下腹部を軽く膨らましながら、イメージで上空にある星々を頭の上に集めてから、百会のところに入れ、ゆっくりと中脈を通し、会陰の下二十センチのところまで流し、会陰の下から空気が軽く入るようにします。

次に、全身をリラックスさせながら、星々を地球の磁場の流れのように周りに広げてから、上の方にゆっくりと持ち上げ、口から空気が抜ける感じで空気を吐きます。

その次にまた下腹部を軽く膨らましながら、イメージで上空にある星々を、頭の上に集めてから百会のところに入れ、

……

このように、星々を体に入れることと、周りから持ち上げることを繰り返します。

練習は、十分間続ければ効果的で、もし、練習時間をもっと長くすれば、より効果的です。

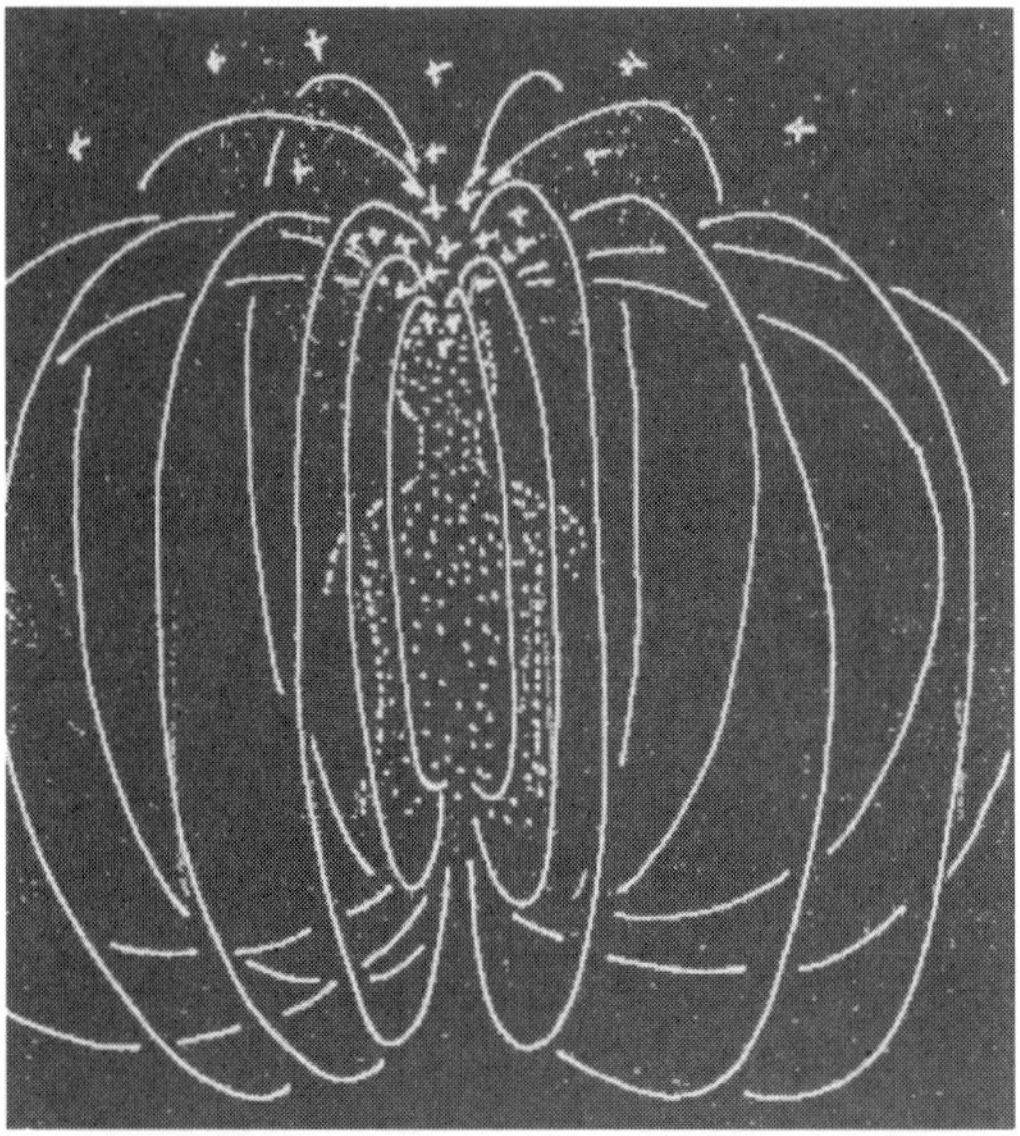
星々を周りに広げてから、上に持ち上げる

練習の効果は、殆どの病気を癒せること、よりたくさんの気を持つこと、体が九十歳まで健康であること、気の世界を開くこと、気の世界と一体になること、気の体をつくること、などです。

35、中脈の大事さ

ある日、私は人々と一緒に体の練習をした後、将来は気を食事にするという話をしたとき、私の友人に、

〝そうだ、私の友達が、前に三週間以上食べず、飲まないで、しかも体重も減らなかったようですよ〟

と言われました。

三週間以上、食べず、飲まない。これは、私たち一般人にとってはあり得ないことです。そのとき私に、好奇心と確認したい気持ち、学びたい気持ち、彼女に会ってみたい気持ち、などが涌いてきました。

そして、私の友人を通して、２０１９年3月のある日、友人と一緒にバレンシアValenciaで彼女と会いました。

彼女は三十代のような顔を持ち、ウクライナUkraine出身で、スペインに住んでいる方です。彼女の会った最初の瞬間、彼女が持っている気の細かさと綺麗さを感じたと同時に、彼

女の気と比べて、初めて、私たち地球人が持っている気の、荒さと臭さを感じました。

今まで、このような人と出会ったことがなかったので、地球人の独特の匂いも分かりませんでした。地球人がもっている気の荒さと臭さの原因は、私たちが背負っている業の罪と、自分のためにという意識だと思います。

彼女は確かにウクライナUkraineに生まれたのですが、地球人のような独特の匂いをもたないのには理由があります。多分、彼女の前世は、天界に存在していた可能性があり、或いは、ほかの星に住んでいた可能性もあります。

とにかく、彼女の前世は地球人ではなかったことは確かなことです。今、彼女は、毎日一食か、二食、というかなり少ない量の食事で生活しています。

その後、彼女が私と話している間に、大自然からの気が自然に彼女の頭から入り、中脈を通って下に流れ、しかも、この循環が止まることがありませんでした。

この気の流れる様子を見ながら、私は、

〝目の前に座っている彼女は、何も食べなくても、死ぬことはないのだ〟と、気が付きました。

なぜかというと、彼女の中脈が完全に開いている状態で、頭の上からの気の栄養が、ずっと止まることなく彼女の胃に、体に入っているからです。

彼女と会って分かったのは、中脈を開けると、外からの気が止まることがなく自然に百会のところから体に流れ続き、そうすると、気を栄養とすること、気の世界と繋がることと、気の世界に入ること、気の体をつくること、などが全部可能になるということです。

この出会いからずっと、私は彼女に対する感謝の気持ちを持ち続けています。

36、霧の気に関する修練

修練という言葉は、道教や道家の中でよく使われる言葉です。あくまでも、霧の気を浄化する練習を通して、体の健康を維持すること、体に沢山の気を持つこと、無限の気と繋がって一体化すること、気の増加により食事の量が減ること、気の栄養だけで体を維持すること、霧の気の体をつくること、寿命を延ばすこと、体の若さを保つこと、肉体を気の体に変化させること、などのような目的に至る修練です、
修練の世界の中で、体をずっと生かせることを一つの目標とする理由は、人の体は一つだけの生命体ではなく、何十兆単位の細胞がその中に存在しているからです。

要するに、一人の人が死ぬことは、それらのすべての細胞も一緒に死にます。出来る限り生命を長く生かすことで、これらの細胞も長く生きられます。

いつか、修練で肉体を気の体に変化させられると、その体にあるすべての細胞も気の状態に変わり、その人と一緒に永遠に近いような寿命をもてます。

しかしながら、世の中のたくさんの素人が、一冊のヨーガ、瞑想、座禅、気功などに関する本を買い、そして、自分で、いろいろな気に関する呼吸法をする時に関わっているのは、霧の気ではありません。これは後天の気とよばれる呼吸に繋がる気のことです。

霧の気は、呼吸に関わる気ではありません。これは、練習をする時に体が含まれている、周りの感じはもっと静かな、薄暗く、薄い霧のような気のことで、先天の気の一種です。

道教と道家の練習や修練に関する気は、霧の気を使うことが多いようです。理由は、霧の気は体と深く関わるからです。また、彼らの方法の中に、大自然の気を吸収する方法、気を体に流す方法、体全体に気を通り抜けさせる方法、などがあります。

大自然の気を吸収する練習の中に、海の気、山の気、雲の気、大地の気、天の気、太陽の気、月の気など、それらの気を吸収して丹田に収める方法があります。

地球上に、生きている沢山の気の体を持っている動物たちの殆どは、この方法による修練を行っています。また、これらの大自然からの気を吸収し、胃の中に納めることにより、食事の栄養とする練習方法があります。

気を体に流す方法は、導引方法とも呼ばれ、いろいろな形で体に気をぐるぐると循環させます。気を身体全体に通り抜けさせる方法は、体を最も綺麗にしやすい方法でもあり、レベルの高い方法とも示されています。

その中に、大地の気、天の気、宇宙の気、道《ダオ》の気、などの気を身体に通し抜く方法があります。これについて、「元始霊書」に〝貫氣明素，混元覚縁〟という言葉があります。

気が体を通り抜き、物理の世界の始まりを明らかにし、元の気と一つにし、生と死の訳を理解する、という意味です。

これらの練習方法の中に、気を流す方法が沢山ある理由の一つは、物理の世界にいるほぼすべての生命体が、循環という自然のルールを守りながら、自分の存在を維持しているからです。

例えば、生きている人の体の血液は、止まることがなくずっと循環しています。いつか、この循環が停止したら、生命も終わります。川や海の水も止まることなく、流れ続けています。天体の中のすべての星々も、止まることがなく、ずっと循環しています。

つまり、物理的な存在を維持するために、流れることと、循環することは、最も基本的な法則として、みんながそれに従っています。

体に気を流す練習の形は、大自然の法則に従う形でもあり、体の健康を維持すること、持っている気を清めること、増やすことにより効果的です。

修練の高い境地に辿り着くためには、やはりもっている業の罪を減らすことは肝心なことです。なぜなら、気を身体に流す練習のときに、もし体にそれら見えない存在たちがいるとしたら、彼らのいるところに気を通すことが難しくなり、練習効果が思い通りにならなくなるからです。

故に、私たちの体にいるこれらの見えない存在を天界に上昇させることは、私たちの気を高い境地に至らせるための敷石のようです。ですから、道教や道家の頂点に立つ老子様も、業の罪をなくす為の大事さを語りました。

彼の「道徳経」の第六十二章に、〝虽有拱璧，以先駟馬，不如坐进此道。古之所以貴此道者何？不日以求得，有罪以免耶。〟と書いてあります。

意味は以下の通りです。〝一つの国と同じ価値の玉を持っているとしても、皇帝の身分のような、四頭の馬で引っ張る馬車を乗れるとしても、座ったままの瞑想によって道《ダオ》の世界に入ったほうがよいです。昔から、道《ダオ》が貴重なこととして大事にされた理由は、短い期間の修練でその世界に入ることができ、道《ダオ》の世界に入ったら、もっている罪と業の罪を免ぜられることです。〟

彼が道《ダオ》に入る為の方法を私たちに伝える理由の一つは、私たちが一旦道《ダオ》の中に入ると、持っているすべての業の罪を全部なくせること、寿命を伸ばすことが出来るからです。業の罪を全部免ずることが出来れば、人生にかかっている殆どの問題が自然になくなります。すると、意識と考えは、赤ちゃんのような潔白さに戻り、個人の生活がもっと調和し、人間社会ももっと平和になります。

修練は、道教や道家の世界での、体を長く保ち、高い次元に変化させるための道です。

37、光の気による修行

「修行」は仏教の世界の言葉です。仏教では、意識と思想を変え、自らの光の気を高めることを通して生命の価値を上げ、本来の自分を取り戻し、そして物理の世界から離れて光の気の世界に入り、生命を昇華させることが永遠の課題です。

この光の気の世界は、非物理的な、人生のすべての苦しみがない世界でもあり、生命を超えた、生命が生まれる前の世界でもあり、永遠の幸せを得られる極楽境地でもあります。

光の気の世界は、光のように一種のエネルギーであるけれども、物理の世界の存在ではありません。ですから、一旦、光の気の世界の中に入ることと、一体化することが出来れば、物理の世界から離れることも出来ます。

物理の世界から離れれば、今の人生におけるすべての問題と苦しみが、完全になくなります。故に多くの仏教徒は、この光の気による修行を通し、人生に関わっているいろいろな問題と苦しみから、離れるようになりました。

また、この世界には、時間の流れがなく、過去のことと、現在のこと、及び将来のことは、すべてが現れ、すべてが見え、すべてが分かるようです。

そうすると、自分が昔、及び前世に犯した罪が見えることによって、人生のほとんどの不幸や災いなどの原因は業の罪であることを理解するようになります。また、業の罪を減らすことによって生活における不幸や災いなどが少なくなり、修行も早く進められることが分かるようになります。

業の罪を減らすことが出来れば、無限の天の気との繋がる可能性が現れ、より高い境地に辿り着くことも可能となります。いつか、天の光の気と繋がって一体化すると、白い光の気を持つようになります。その後、気の体をつくり出したら、同じ白い色で、羅漢、小佛、小如来と呼ばれる段階に至ります。

いつか、宇宙の光の気と繋がって一体化すると、持っている気の色は金色の光の気に変わり、そして気の体をつくり出したら、同じく金色の気を持ち、仏、菩薩と呼ばれる段階に至ります。

金色は、仏教の世界の代表的な色でもあり、世界中のお寺にある殆どの仏像の色も、金色で塗ってあります。それには訳があります。二千五百年前、お釈迦様が最高の悟りを開いたとき、宇宙の光の気と一体化しつくり出した法身という気の体は、金色に輝いていました。「伝灯録」に〝西方有佛、其形丈六而黄金色〟という言葉が書いています。西の方に仏という存在があり、体が金色で一丈六尺の高さがあります、という意味です。

そしていつか、道《ダオ》の光の気と繋がって一体化すると、進む段階により異なる気の色を持つようになります。この色の順番は、赤い色の光の気、オレンジ色の光の気、黄色い光の気、緑色の光の気、緑色に近い青い色の光の気、青い色の光の気、紫色の光の気、という気の清潔さの順番です。この順番の中で、紫色の光の気が、道《ダオ》の光の気の中で、最も綺麗なレベルの高い気と示されています。

道《ダオ》の気と一体化する存在は、如来、真如來と呼ばれます。更に、道《ダオ》の外にも、道《ダオ》よりもっと広い世界があるようです。次の段階で、いつかその広い世界の光の気と繋がって一体化すると、まず、茶色の光の気を持つ段階となり、その次の段階に入ると、透明色の光の気を持つことになります。

お釈迦様は、二千五百年以上の時間を経て、今は道《ダオ》の外の空間に存在し、持っている法身は、金色ではなく無色で、空気のように透明な色の気です。しかも、その坐っている上半身の高さも、地球上にある一番高い山よりはるかに高いようです。

時間の流れとともに、お釈迦様も進歩し、以前は宇宙と一体でしたが、今は道《ダオ》の外の世界にいるようになりました。これも、生命を高めることでしょう。

ここで、お釈迦様の教えによる「般若心経」で、最初の言葉〝観自在菩薩〟の意味を見てみましょう。観の一つの意味は、瞑想の時に自分の意識が、自分の体の中を含め、上下と周りの非物理的な空間を、ずっと見ること、或いは、それをずっと感じることです。

自在は、いつか持っている体が、蝉の抜け殻のような感じになるとき、自分の意識がその体から、出入り自由の境地になることです。菩薩の意味は、すでに自らを宇宙の気と一体にすること、菩薩の境地に到達することです。

この言葉で示したいのは、観るという基本的な練習によって、自らが身体から出入り自由となり、菩薩の境地にまで至ることが出来る、ということです。

光の世界の中で、物理的な肉体の存在が無くとも、その代わりに法身という光の気の体をつくり出せる可能性があります。いつか、その法身を持てるようになったら、自分の魂、つまり意識がそこに入ることが出来、その体の寿命が永遠のように長くなります。そうすると、今まで背負ってきた見えない存在たちも、この気の体の力で自然に天に上がります。

光の気の体は物理の体ではないので、今まで物理の体が持っていた煩悩、怒り、物欲、憎しみ、嫉妬など不正な感情全部が消えてしまいます。しかし、これらの境地を達成するために、まず目の前の生活の中でいろいろな楽しいこと、体を興奮させることを、しないように努める必要があります。

これは、清潔な心境を追求するために、物理の世界の枠から離れるために、精神世界に入るために、欠かせない作業の一つです。例えば、禁酒すること、欲望を無くすこと、肉類、魚、魚介類の料理を食べないこと、名誉と権力を望まないこと、パーティーやダンスをしない、ゴルフをしないこと、無駄使いをしないことなどです。

なぜかというと、物理の世界にほんの少し執着心があるだけでも、脳の働きが継続し、そして、光の気の世界に入るための邪魔となります。

修行の最終的な目的は、意識や心を元の状態に遡らせ、光の気の世界に入ることです。

38、天の気の関門を開くカギ

関門を通ることは難しいですが、カギを持てれば、難なく通れます。

銀河系の気という天の気は、無限の存在でもあります。これに対して、大自然の中の存在としての私たちは、ちっぽけな、一滴の水のような存在にもならないようです。

しかし、この一滴の水のような存在を、海に中に入れたら、この一滴は海の水の一部になり、海が乾かない限り、この一滴の水も乾きません。つまり、ちっぽけな存在である私たちは、一旦天の気と一体になると、持っている気も天の気と同じように無限になります。

ですから、昔、気の無限さを追求する大勢の人たちは、初めて天の気と一体化したとき、〝人生の最高の境地だ、これ以上のことはもう要らない〟という気持ちを持ったようです。

故に、道教の教えの中で、天の気と一体化するという〝天人合一〟の境地は、最高の修練の境地と示されています。天の気と一つになると、まるでコンセントが付いている電球のように、ずっと元気いっぱいで、体がもっと健康になり、疲れを感じなくなり、寿命が長くなり、精神状態が子供の頃に戻り、プラス思考になり、嬉しい気持ちがいっぱいで性格がもっと明るくなる、などの変化が現れます。更に、他の人のいろいろな病気を、気の力で癒すことが出来るようになります。

天の気と繋がる早い方法は、まず、天を学ぶことと、太陽を学ぶことです。天はすべてを含み、太陽はすべての生き物に自分の光を出し続け、それらの命を支えます。

学ぶことは、彼らのように、周りのすべての存在を受け入れ、すべの存在を助けてあげることです。ある時、周りの存在を助けるために、自らの命が危険にさらされても相手を助けることが重要で、自らの命をなくしても構わないという執念と覚悟を持ち、その執念と覚悟によって行動します。

その時に、死ぬ可能性もありますが、天の気の関門も開いてくれます。その後、天の気といつでも繋がれるようになります。他人のために、ほかの存在のために、自分の死を覚悟する執念と、それを実行することは、天の気の関門を開くためのカギです。修行や修練の世界で、生死の関門とも呼ばれています。

天の気は綺麗で、明るく、柔らかく、白い色で、天の気が充満する場所には、穏やかな感じが溢れ、光のない暗い場所にも、目を閉じる時に、目の前になにかの光があるように白く感じます。

天の気が、初めて身体に入っている時に、その気が頭から入った瞬間、まるで、熱いお湯のシャワーのように、頭から全身の中まで温かくなる感じ、そして、心身が明るく、爽やかな感じがします。

39、宇宙の気の関門を開くカギ

生命の原点は光と水です。天の気の関門を開けるためのカギは、光のように、太陽のように、自分の死を覚悟するまでに、人のために献身することです。

これに対して、宇宙の気の関門を開くためのカギは、水のような生き方です。水の生き方を学ぶことは、周りの存在を助けてあげること、周りの存在のために、自分をへこませて周りに従ってあげることです。

このために、まず人の弱いところ、悪いところ、醜いところ、恥ずかしいところ、などの悪いイメージに関わるところを見ず、考えず、聞かないことです。

水のように、形を持たずに、すべての存在に使われて、すべての存在の形に従います。しかし、水のように相手に従って満足させることは、道徳倫理に反しないことが前提です。つまり、道徳倫理に反することを頼まれても、それをしてはいけません。

例えば、自分に対していつも意地悪をしていた人たちなのに、いつか彼らからかなり無理な要求をされたとしても、彼らに対して自分の家族のような温かい心を持ち、そのかなり無理な要求を満足させることです。つまり、どんなに酷いことをされても、それに関わらず、一心に相手のためのことを考えます。

いつか現実に、このような自分に意地悪をした人たちが私たちの生活の中に現れ、しかも無理な要求をされたときに、それにも関わらず水のような生き方ですべて彼らを満足させれば、宇宙の気の関門が自然に開いてくれ、宇宙の気もいつも自分と繋がるようになります。

要するに、自分にとって悪魔のような存在に応対するときに、水のように従うことはカギとなります。しかし、自分の家族、友人、一般人などに、水のような態度で接するのは、善行とは考えられるけれども、宇宙の関門のカギではありません。

宇宙の気の世界は、薄暗い空間と調和の気持ちが、無限なところまで広がっています。その空間にいると、今まで感じたことのない深い安らかさと調和が、周りから体の芯まで、及び意識まで浸透することを感じます。また、その空間の微細さは、空気のように細かく、現実と幻の真ん中のような感じです。

宇宙の気の一つの働きが、体の若さを保つことです。ずっと長い間宇宙の気の空間にいると、宇宙の気が体に浸透して、自動的に体の細胞を浄化し、修復します。そうすると、顔のしわが伸びる効果、白髪が減る効果などがあります。

ですから、仏と菩薩という宇宙の気と一つになった存在の様態は、いつも同じ状態のままに保たれているようです。

40、道《ダオ》の気の関門を開くカギ

人類の歴史は、正義と邪悪の戦う歴史とも言えます。邪悪なものと呼ばれる存在がいつでもいるからこそ、正義を守るためのものもいつでも現れます。

ここに、悪と言われた存在は、人間社会の中、大自然の世界の中で、或いは目に見えない気の世界の中でいつも周りの者たちに傷害を与える存在で、悪魔や悪人と呼ばれる存在のことです。

道《ダオ》の世界と繋がりたいものは、決して、このような存在を悪魔や悪人と思わないこと、彼らと衝突しないことです。理由は、これらの邪悪と呼ばれるものも、正義と呼ばれるものも、皆が生き物として同じです。

違うところは、今は生き方と考えが異なるだけです。しかし他の時点になったら、彼らの生き方と考えが変わる可能性があります。ですので、私たちがこれらの邪悪と呼ばれる存在と接触をするとき、先入観を持たず、暖かい気持ち、調和の気持ちを持つことです。

そして、私たちの言葉で彼らを納得させるか、私たちの綺麗な気で彼らの状況を変えさせるか、私たちの行動で、彼らを感動させるか、とにかく彼らを良いものに改心させることです。

これは、道《ダオ》の関門を通れるためのカギです。それが出来れば、道《ダオ》の気の関門が開き、道《ダオ》の空間は入ることが出来ます。その中には、どこでも水のような液体が充満し、その水のような透明な液体の空間は、幻のような程までの微細さをもち、暗くなく、無限のところまで広がり、中に流れているこの液体からの反射の光は、小さく、ぽつぽつとあちこちで光っているようです。

また、道《ダオ》の水のような液体の流れは、地球上の水の流れと異なり、上下の方向で流れているようです。つまり、宇宙の外側は、全部が水のような液体で囲まれているようです。

道《ダオ》の気の空間にいるとき、心身の状態は、まるで体の中がなにかの栓が抜かれたように、精神の深い静けさを感じると同時に、体のすべての細胞まで完全にリラックスするように感じます。

　まるで、何十年間の旅を歩き続けた人が、やっと自分の家にたどり着き、玄関に入ってその横の椅子に坐る瞬間のような、安らぎと静けさ、至福感などが満ちている感じで、もう二度とその場から離れたくない意識が、頭の中に満ちています。

　長い時間道《ダオ》の気の空間にいると、その静けさとリラックスの状態で心身を完全に浄化されるので、今までの物理的及び意識的に何かが足りない感じが完全になくなり、何かをしたい気持ちもすでに消えてしまいます。

　初めて、半分の人としての自分が、一つの完璧なものになるような感じがし、体のすべての細胞と脳の中のすべての考えは、静まります。

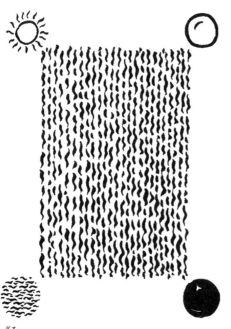

道《ダオ》の空間は、水のような液体が満ちている

第六章　大自然を学ぶ

41、大自然を師にする理由

どんな勉強に関しても、良い先生、良い師に会えれば、問題の答えは分かりやすく、勉強の効率がよく、そんなに疲れない程度でも、目標まで達成することができます。

これが、師の存在の大切さです。私は、十代の後半から、道教のある修練の道に入り、その修練を三十年間以上頑張り続けてきました。五十六歳になった時にやっと気が付き、私の師はあまりにも人間臭さを深く持っているので、彼が修練のための師ではないことがはっきり分かりました。

そして、彼に手紙を書き、自分で自分を破門し、その道から離れました。

……

それから半年後、自分はまるで人生の旅の中で、初めて高台に座って夜空を見るような感じ、初めてゆったりする気持ちで、これからの自分の人生はどのような道に向かって進んでいくのがよいかについて、考える余裕が出来ました。夜空にキラキラと輝く星々から、もっと落ち着きと、もっと広大さを感じました。

人間社会に生きている人たちは、その人間性を持つのは普通です。しかし、このような人間性を持つものを、修行や修練の師にするのは相応しくないと感じました。

理由の一つは、人は変わるからです。若い時に、持っている性格と気が強く固く、修行の師にすることは相応しくなく、また、年を取ると脳の血液と酸素が少なくなり、物事を忘れやすくなり、修行の師にも相応しくないと思いました。

結局、人間社会にいる人を師にすることは、二度としないと決意しました。その代わりに、太陽、水、地球、空気、植物を師とします。理由は、これらの存在は、いつでも同じように、変わることがなく、我々の命を支えてくれるからです。

修行や修練を目指している人達には、その道を案内してくれる良い師があれば幸いです。そうすれば無駄なく、より正しい道に従え、より高い境地に到達することが出来ます。

一冊の小さい本でも、人からの一言でも、より大自然に近いルールを教えてくれれば、修行や修練に励む人にとって、命と魂の栄養の一つとなり、人生が良い方面に変わる転機となる可能性もあります。

大自然を学ぶことは、修行や修練の基本の一つです。私たちは大自然の恵みで生まれ、その恵みで生きているからです。大自然の恩恵で生きていられる私たちは、大自然の存在と同じように、自らの生命の価値を増やさなければなりません。そうしないと、生命そのものがなにかの虚しさを感じます。

ですから、出来るだけこれらの大自然の師の生き方を学び、言動に移します。私たちは、毎日そうした存在と出会うことが出来ます。彼らは人々が成長するための教科書のようで、毎日学ぶ必要があるからです。生きるための基本は、周りの存在を助けることにより、自分の生命の価値を増やすことです。

42、太陽を学ぶ

太陽は、太陽系の中心です。

太陽は、持っている炎からの熱と光で、地球上ほぼすべての生き物の命を支えています。太陽は、自分自身を燃やし続けることにより、その熱と光をつくり出し続け、故に、太陽は影が見えません。これは太陽の特徴とその働きです。

物事に関して、一般的な人の脳による計算では、ものを他人のために渡してあげたら、自分の持っているものが少なくなると考えます。しかし現実は、そうではないようです。

周りの者のために、自らの持っているものを渡してあげると、自分の手に持っている物理的なものが、確かに少なくなります。しかし、その代わりに自分が持っている気がより浄化され、より広大になり、心身も更に高い境地の気と繋がることが出来ます。

つまり、周りの存在を手伝ってあげることの結果は、自分自身を、より高い境地に辿り着かせるための敷石のようです。結局、人を助けることで、一番得をするのは自分です。

周りの助けを必要とする存在たちを、自分の能力範囲の中で、助けてあげることです。体力も金銭も持っていないお年寄りの場合には、自分の人生で得た経験と良い考えを用いて、必要な人の相談にのってあげることが出来ます。若者の場合には、自分の体と自分の元気を使って、周りの存在たちを助けることも出来ます。

時間がたくさん余っている人の場合には、その時間を使い、周りの存在たちを助けることもできます。物や財産などを持っている人は、困っている人に、必要のある人に、これらを与えることもできます。

太陽はいつでも自分の光を、どこへでも照らします。太陽は、良い人間と悪い人間、大きな動物と小さい昆虫、生きている存在と死んでいる存在、良い場所と悪い場所、などに区別なく、すべて同じように、持っている光を均一に出します。

人を助けてあげるときに、この人の柄が悪い、この人の服が汚い、この人は何時も周りのものを虐めているなど、先入観や第一印象で判断してはいけません。

周りの存在を助けてあげるとき、助けてあげることだけを考えて行動すればよいのです。太陽の光のように、照らすだけでよし、一方的です。

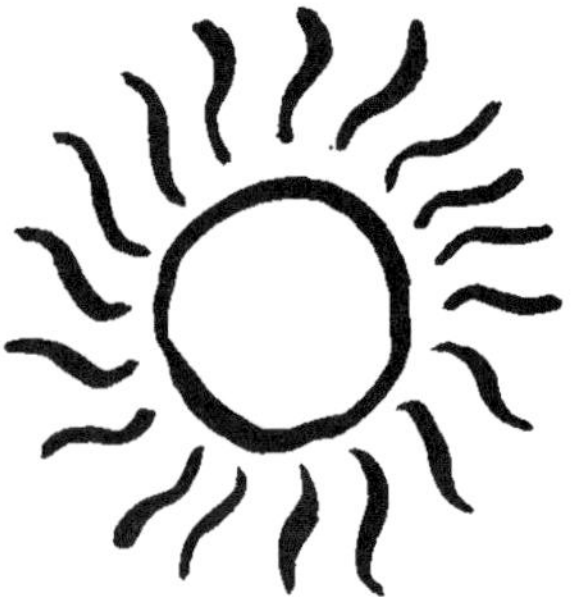

太陽のように生きる

43、空気を学ぶ

空気は、地球上すべての空間の中に満ちています。しかし見ることも、触ることも、掴むこともできない透明な存在です。空気は、世の中のすべての存在を擁し、世の中のほぼすべての存在が空気によって生きています。

生き物にとっての空気は、最も欠かせない存在の一つです。空気を学ぶことは、笑顔と温かい心を持ち、周りのすべての存在を擁することになります。好きなものも、嫌いなものも、すべて愛情を持って受け入れます。

周りの存在を助けてあげるときに、まず、彼らを観察し、彼らを助ける必要があるかどうかを判断します。助ける必要があると分かったら、出来るだけ彼らが気付かないうちに、見えないところで助けてあげます。

もし、見えないところで、彼らを手伝うことが出来なければ、普通に助けてあげればよいです。相手が気付かないところから、人を助けることは、空気を学ぶことです。これは陰徳とも言えます。

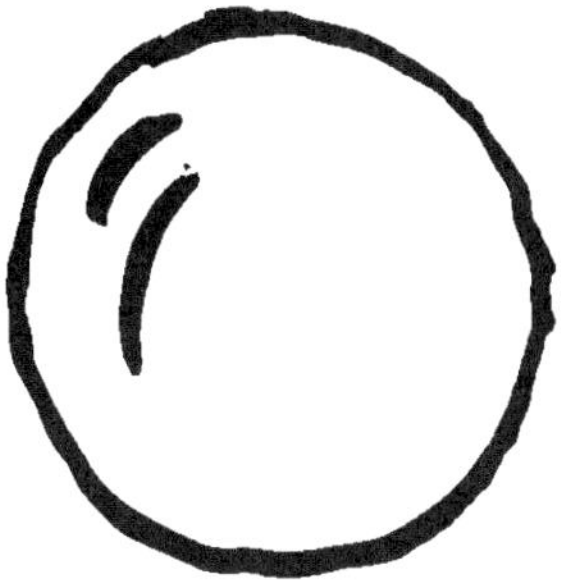

空気のように生きる

陰徳を積み重ねることは、高い境地に至るための修行と修練の中で、もう一つの敷石として欠かせない訓練です。人を助ける行為をしてから、自分がそれを忘れることも、一つの重要なことです。

44、地球を学ぶ

地球は、地球上のほぼすべての生き物の居場所をつくり出します。地球のお蔭で、我々は地球上に居られます。もし、地球がなければ、地球上のほぼすべての生き物の生きる場所がなくなり、生物すべてが絶滅します。

地球は、地球上のほぼすべての生き物の下に存在しながら、それらの命を支えます。地球を学ぶことは、地球のように常に下のほうに存在することと、すべての存在を受け入れること、及び、すべての生命を支えることです。

いつでも、どこでも、どんな人と接しても、いつも自らのプライドを捨て、上の立場にいずに下にいるような形で、謙虚に周りの人たちと接触し、言動を行います。

いつか、周りの人が自らの力で良くなった時にも、

〝私の助けで貴方が良くなったよ〟とか、

〝貴方が良くなったのは私のお蔭だよ〟

というような言葉を使わないことです。反対に、

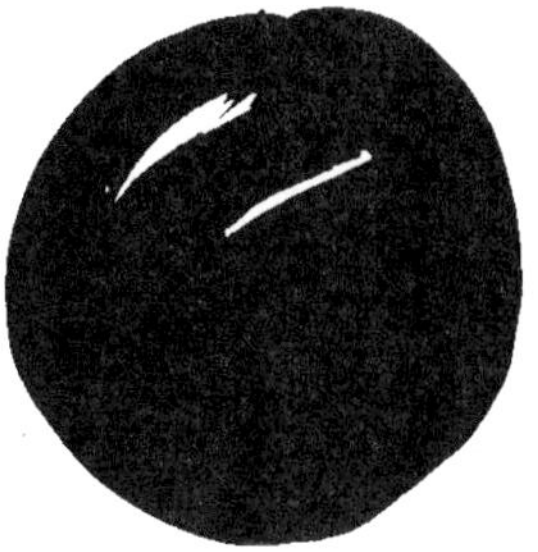

大地のように生きる

〝良かった〟とか、

〝貴方の運が良かった〟

という言葉が相応しいようです。易経の元とも言える〝先天八卦〟の中には、修行と修練の最後のレベルが、地球のような状態だと示されています。

45、水を学ぶ

水は、地球上のほぼすべての生きものの命を支え、周りのすべてのものの形に従い、いつも下のほうに流れます。これは水の特徴です。

「道徳経」の第八章に〝上善如水、水利万物而不争〟という名句があります。意味は、〝上の善は水のように、万物に利を与え、争うことがない。〟この名句は水の特徴を鮮やかに表しています。

水に学ぶことは、周りの存在を助けてあげると同時に、いつも自分をなくして相手に従うことです。自分をなくして相手に従うことは、まず、道徳倫理に反しないことは前提で、道徳倫理に違反することを頼まれたとき、それに従うことをしてはいけません。しかし道徳倫理上に反しなければ、自分を無くして、すべて相手に言われた通りにすることです。

これは、沢山の人たちにとって、納得がいかないようです。

〝なぜ、自分を無くさなくてはいけないのか〟、

〝相手を助ければ、それでいいのでは〟というように考えてしまいます。

このような発想を持つのは、私たちが白と黒のある世界に生まれ、いつも善と悪の戦う歴史と現実を見ながら、周りの善と悪の衝突を体験しながら、成長しているからです。

〝良いものに従えばよし、悪のものに従うことはだめ〟という基本的な倫理観は一般的です。しかし、このような考え方は、あくまでも人間としての立場で、大自然の立場ではありません。

例えば、世の中の高い山が、いくら高くても、一旦、地球から離れてもう一度宇宙から地球上の山々を見る時、山の高さの違いは分からなくなり、ただ、山々の場所の違いしか見られないようです。見る立場が変わると、見る感じも変わります。

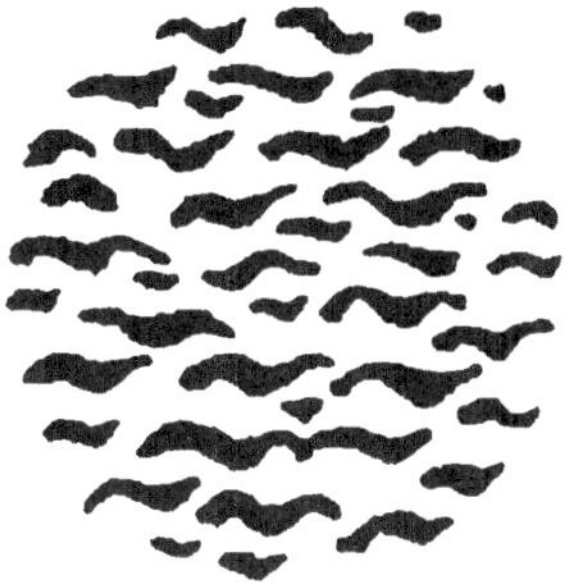

水のように生きる

善と悪の世界を乗り越えて、水のように、すべての存在に従うことが出来れば、即ち、慈悲の心です。この慈悲の心は、自らを宇宙の気と繋げるためのカギでもあり、仏と菩薩の境地に至るための欠かせない訓練ともいえ、世界の大きな平和をつくるための土台ともいえます。

46、植物を学ぶ

地球に生きている殆どの植物は、自然のままに生きています。植物は、地球上のほかの生き物に自分を利用されたとしても、なされるがままにします。

花が咲く時期になると、蜂や鳥などの生き物が、その花から液水を吸って生き、またある動物は、その花自体を食べて生きています。花の時期が終わって実になると、いろいろな生き物たちがそれを食べます。

私たち人間は、ほかの生き物以上に植物を利用しています。その花を飾りとすること、及び、食材とすること、その実を食べ物とすること、その葉っぱを肥料にすること、その枝を焚火にすること、その幹の部分を家や家具にすること、などです。これは植物の役目、或いは植物の価値とも言えます。とにかく植物が、利用されることを基本の生き方とすることは事実です。

これに対して、私たちは生まれてから、ずっと周りのものを使うことと、利用することが、生きるための基本の習慣となっています。反対の立場になって誰かに利用されたとき、或いは使われたときに、不愉快な気持ちを表す反応が、たまにあるようです。

植物に学び、誰かに使われても、利用されても、それを人助けと思い、楽しい気持ちでそれを受け入れればよいのです。

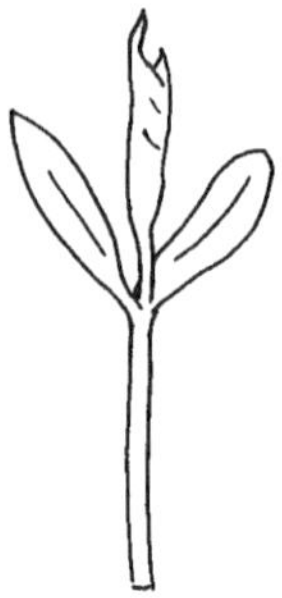

植物のように生きる

さらに、植物はどこに植えられても、その場で根を深くし、一生懸命に生きます。植物に学ぶもう一つのことは、何処に置かれても、その場所の環境は良いか、悪いかということに関わらず、一生懸命に生きることです。

いざという時、場所の環境がかなり悪いところに置かれても、逃げることなく、素直にその場で頑張ります。逃げないことも、植物の美徳の一つです。

47、師に従う方法

自分の考え方と生き方を、大自然にある五つの師の生き方のように変えれば、自分の意識も徐々に良い方向に変わり、持っている気の質も徐々に良くなり、気の量も徐々に増えます。例えば、ものなどを分配された時、手に入れられたものなどが、他の人たちより少ない場合には、

〝植物は、いつも利用されているから、植物を学ぶこととしたら、良いのだ〟、

〝太陽は、いつも自分の身を燃やし、地球上の生命を支えているし、自分もこれを、太陽の美徳に少し従うことと考えれば、良いのだ〟、

〝多分、ほかの人たちの方が私より、これらのものをもっと必要だ、よかった〟

などのような考え方をすれば、軽い気持ちでこのようなことを終わらせられます。また、人と衝突をしたり、揉めごとがあったりするときに、

〝水は、いつも自分をへこませて周りの形に従い、しかも、いつも周りの存在に利用されます。私は今、少しでも、水のように自分を凹ませて相手の意見を聞くくらいで、良いのだ〟という軽い気持ちで思えれば、簡単にこのことを流せます。更に、人とのトラブルなど様々な困難や問題に直面しているときに、

〝これらは問題ではなく、自分が置かれた人生を高めるためのテストのようなことだ。調和の気持ちを持ち、結論を見いだせれば、もう問題がなくなる。〟

というような前向きな考えを持つと、その問題からのストレスと精神的な苦しさが、間もなく無くなり、その問題を解決していける可能性も高くなります。

このように、なにか問題に遭ったときに、いつも師の生き方に従って考えれば、より多くの時間で穏やかさを保つことが出来、自分の気も更に清められます。

長い年月をかけることによって、このような意識と行動を続ける努力が出来れば、より綺麗で広大な気を持つこと、周りの存在をもっと助けること、周りのすべての存在と調和すること、そして背負っている業の罪を減らすことが出来るようになります。

48、教科書である先天八卦

伏羲《フシ》は、五千年前の中国に最初の王として存在した者でもあり、中国医学の創立者の一人とも言われる存在で、旧暦のカレンダーもその時につくられたそうです。

当時、彼は大自然を学び、様々の英知をそこから得て、先天八卦という大自然の八つの要素と方位を示す図を作りました。先天八卦は、易経の元でもあり、占うためによく使われています。

ここに、書いてある八つの印は、大自然の八つの要素で、地球上の人という存在を、天の存在に昇華させるための修行と修練の教科書でもあります。

その八の要素の順番は、普通の占いのような順番ではなく、修行や修練をするための段階です。

これは、1の震《シン》、↓2の离《リ》、↓3の兑《ダ》、↓4の乾《ケン》、↓5の巽《ソン》、↓6の坎《カン》、↓7の艮《ゴン》、↓8の坤《コン》という八の段階です。

↓①の震《シン》は、雷の意味で、力が非常に強い雷を学ぶことです。

修行と修練の世界に入るための強い決意と覚悟、などの意志を表す表現です。つまり、天の気の世界に入るために、死を覚悟するまでの決心を持ち行動することは、震の関門に入るためのカギです。

この覚悟ができない人には、どんなに長年に渡り、修行や修練を続けても、震の関門が開いてはくれず、天のレベルの境地までに行くことも出来ません。

一つの例として、達磨様と彼の弟子慧可の物語があります。その物語の中で、慧可は雪の中に何日間も立ち続け、達磨様が瞑想をしている洞窟から出ることを待っていました。

そして、達磨様が洞窟から出てきました。慧可は、達磨様の弟子にしていただきたいという願いを言いました。すると達磨様は、

〝見なさい、山々は雪で白くなっている。いつかこれらの雪が赤くなったとき、お前を弟子にしよう〟と、目の前にある雪の積もっている山々と景色を指さし、慧可に語りました。

慧可はその言葉を聞くと、躊躇せず刀を出し、自分の片方の腕を切って、その切られた腕を雪の積もっている地面に投げ出しました。そして、

〝先生、雪がもう赤くなりました〟と達磨様に返事をしました。その後、慧可は達磨様の唯一の弟子となりました。

震の関門を通ること出来れば、天の気と繋がることが出来ます。これは、震《シン》の段階の意味です。

↓②の离《リ》は、太陽の意味で、輝く太陽を学ぶことです。

第一関門を通り越すと、無限のような天の気と繋がることで、体の疲れがなくなり、もっと健康になり、持っている気ももっと広大になり、精神状態ももっと明るく、気持ちも子供の頃に戻っているようです。

そして、太陽のように、朝から晩まで休みなく、周りの存在のためにずっと元気満々で働けるようになります。これは、离《リ》の段階の意味です。

↓③の兑《ダ》は、沼の意味で、沼を学ぶことです。

毎日太陽のように元気満々で、朝から晩まで人のために働けるようになることは良いことですが、周りから嫉妬もされやすくなります。周りの人たちともっと調和するために、嫉妬されないことも重要で、そうならないように、自分自身を沼に落としたかのように、目立つことを一切しません。

働き続けるけれども、目立たない場所と立場を選び、目立つ良い立場を人に譲ります。これは、兑《ダ》の段階の意味です。

↓④の乾《ケン》は、天の意味で、天を学ぶことです。

天は広く、地球を、及び地球上の一切の生き物を含みます。天を学ぶことは、自らの心と気持ちを天のように広くし、すべての存在を受け入れること、自らを天の気と一体化することなどです。これは、乾《ケン》の段階の意味です。

↓⑤の巽《ソン》は、風の意味で、風を学ぶことです。

この風は、強風や暴風ではなく、軽くて暖かく、当たり心地の良い風の意味です。要するに人と接触するとき、言動をするとき、いつでもどこでも、軽くて暖かく、当たり心地の良い風のような言動をします。これは、巽《ソン》の段階の意味です。

↓⑥の坎《カン》は、月の意味で、月を学ぶことです。

冬でも夏でも、良い天気でも崩れた天気でも、曇りの天気でも晴れの天気でも、昼でも夜でも、お月様の光は、いつも同じように静かで、しかも清潔です。

意味は、いつでもどこでも、どんな環境に置かれても、どんな言葉を言われても、それに関わらず、ずっと静かな心境と、清潔な考えを保ち続けることです。これは、坎《カン》の段階の意味です。

↓⑦の艮《ゴン》は、山の意味で、山を学ぶことです。

時間の流れと共に季節が変わり、時代が変わり、そして世界が変わります。しかし山は変わることがなく、ずっと同じ場所にそのまま立っています。

これは修行と修練のレベルの高い段階を示しています。体を山のように動かさなくても、今までの体の練習と同じような効果があり、しかもその効果はより大きくなります。

また、大自然からの気が自然に体に出入りし、流れます。無為という高い境地の印です。「道徳経」の三十七章に〝道常無為而無不為〟と書いてあります。道《ダオ》の存在は、いつも無為という流れのままの状態にしながら、なんでもできるという意味です。これは、艮《ゴン》の段階の意味です。

最後の↓⑧の坤《コン》は、大地と地球の意味で、地球と大地を学ぶことです。

地球上の生き物は、大地から生まれ、終わりにはまた大地に戻ります。これは自然の一つのルールです。しかし、ここに書いている大地の意味は、死んで大地に戻ることではなく、生まれた原点に戻るという意味です。

地球は天体の一部でもあり、太陽系の一部として存在しています。地球は、太陽の光と、天の気などを受け入れ、また、自らの磁場の流れなどで、地球自身の存在を支えています。大地の原点にもどることは、地球のように、太陽の光を受けることと、天の気を受けることです。また、地球の磁場と同じように、気が自分自身を通り抜くことです。

そうすると、地球上の生き物の一つとしての自分を、これらのことを行うことによって、いつか地球のように天体の中の一つの存在へと変化させ、昇華させられる可能性があります。

これは、坤《コン》の段階の意味です。

第七章　練習

49、自然に学ぶ道

自然に学ぶ道は、体による霧の気と魂による光の気を清めること、生命の価値を上げること、そして生命を高めることです。三つの方面から練習を進めます。

一つ目は、最も重要なことで、修行と修練の世界と同じように沢山の善行を積み重ねることです。善行を積み重ねることは、周りの存在のためにも、自らの生命と生命の価値を高めるためにも欠かせないことです。

これは、自分の能力範囲の中でやることで、体力があれば、その体力を使って周りの存在のために働き、良い提案があれば、その良い提案で人のために話し、持っている物理的なものがあれば、それを必要とする人に与えます。周りの存在を手伝う時、目に見える生き物と、目に見えない生き物、及び死んでいる亡霊、それらを出来る限りに手伝ってあげることです。

このような行動は、自らの気を清め、心の気持ちを温め、業の罪を減らし、より健康な心身を持てる、といった効果があります。また、自分の体を、周りの存在のために働く道具のようにします。

二つ目は、大自然からの五つの師について学び、出来るだけ、彼らの生き方と同じように行動します。五つの師とは、太陽、水、大地、空気、植物です。これらの師の生き方を学んで行動することは、自分の意識と気を、綺麗にする一つの有効的な方法です。

理由は、これらの存在はいつも地球上の生き物の命を支え、いつも地球上の生き物のために働いているからです。私たちが生きられる基本的な理由は、これらの存在があるからです。生きている私たちは、この生きられる恩恵に感謝すること、その恩義に報いることも、生命の中でやるべきことだと思います。

三つ目は、体の練習をすることです。体の練習を通し、自分の心身を良い状態に保つことが出来、天の気と繋がること、一体化することも可能となり、更に、体に潜んでいる見えない存在を天上に上昇させられる可能性もあります。

要するに、自然に学ぶ方法は、より多くの時間をかけて周りの存在を手伝うこと、一部の時間を使って大自然にあるそれぞれの師に学ぶこと、最後の一部の時間で自分の心身を良くするため、体の修練をすることです。

練習については、この後に書いてある節を参考にしてください。

50、自らを働く道具とする

命の基本としての体は、健康であれば、生きるために、仕事のために、他の人のために、いかようにも動かすことが出来ます。しかし、一旦、健康を失い、病気にかかると、かなり面倒な生活をしなければなりません。

その病気が重くなると、善行の積み重ねをしたくても、人たちのために働こうと思っても、自分のために何かをしようとしても、体が病にかかっていることで、体を動かすことさえ出来なくなります。

もっとひどくなり、寝たきりの生活になったら、他人に迷惑をかけてしまい、自分の内面にも辛さがいっぱい溜まっていきます。ですから自由な人生、明るい人生、幸せな人生の基本の一つは、健康な体を持つことです。

人のために働く道具としての体は、健康であるからこそ、人のためにも、自分の家族のためにも、自分のためにも、よく働くことが出来ます。これは包丁を研ぐことのようで、包丁を良く研げば、野菜などの食材を簡単に切れます。

更に、いつか天の気と関わるレベルまで到達すると、持っている気の力だけでも、人の病気を癒すこと、人をもっと幸運にさせること、家の気を浄化すること、などが出来るようになります。

また、持っている英知による言葉だけでも、人の心を癒すこと、人の考え方をもっと正しく持たせること、人の人生を良い方面に展開させること、なども出来ます。

私たちは、よりたくさんの人たちのために働きたいのなら、まず、健康な体を作ることと沢山の綺麗な気を持つこと、そして天の気と一体化することを目標として達成していく必要があります。

それらのことを達成するために、毎日、気の練習を続けること、年月をかけてコツコツと練習を続けることは、欠かせない作業です。これは、毎日ご飯を食べること、トイレに行くことと同じようです。

そうすると、持っている気が増えると同時に、その質も浄化され、寿命も伸ばせます。そして、人のために働く年数が長くなり、生命の価値はもっと増えていきます。

健康で、更に長寿であれば、より大勢の人たちを助けてあげることもできるでしょう。

51、家の気を変える

住む家の気が悪くなるとき、そこに住んでいる人たちの体の健康にも、精神状態にも、悪い影響を与えます。

気の正体は、物理的なもののような存在ではなく、空気のような存在ですので、それらを感じる時に、空気のようにはっきりしないことは普通です。

気を感じることについて、敏感な人、リラックスをしている人には、体の反応が現れます。逆に、ストレスをいっぱい持っている人、いつも世界は物理的な世界だけだと思っている人、体がいつも緊張している人、などのような人たちは、気を感じることが出来ない可能性が高いです。

家にいるときに、落ち着きのない感じ、不安な感じ、心臓がどきどきする感じ、精神が暗くなる感じ、ちょっとひんやりとする感じ、鳥肌が立つ感じ、少し怖い雰囲気がある感じ、ちょっと嫌なにおいがある感じなどがしたら、その場所の気の質が良くないと判断出来ます。

家の気が悪くなる理由はいくつかあります。そこに住んでいる人たちが、お互いに調和できず口論や喧嘩などをしたこと、以前住んでいた人たちが、同じように調和が出来なかったこと、家の中に湿気が多すぎること、家の空気の新鮮さが保てないこと、上の階に住んでいる人が不健康であること、亡霊や見えない動物がいることなどです。

気を良くするための対策は、まず、新鮮な空気を保つための換気です。これは毎日、少なくても、窓とドアを十分間くらい開け、空気を入れ替えることです。

次に、気の良くない場所の床にお皿を置き、そのお皿の上に火が付いている蝋燭を置くことです。小さい部屋なら一本の蝋燭で間に合いますが、広い部屋やサロンなどの場所には、三本くらいの蝋燭が必要です。蝋燭をつける時間は、出来れば長くした方が良く、そして家の気が良くなるまで、毎日続けたほうがよいです。

火の付いた蝋燭は、小さい太陽のように、気を浄化する効果と空気を乾燥させる効果を持っています。また、亡霊が家に居る場合に、そこに置くことで彼らを天上に上昇させる効果があります。

これは、火が付いている蝋燭を、亡霊が居る場所の下（多くの場合、彼らは空中に立っています）、つまり彼らの足の下十センチから二十センチのところに置くことです。炎が彼らに当たるので、より効果的です。しかしこのやり方は、時間がかかるかもしれません。毎日、二時間くらい火がついている蝋燭を置くことにしても、三か月以上はかかりそうです。

蝋燭のもう一つの働きは、亡霊たちの苦しい気持ちを安らかにすること、彼らの業の罪を清めることです。亡霊たちが持っている苦しい気持ちと業の罪が少なくなると、そのぞくぞくとする感じがなくなり、色も白っぽくなります。更に、火が付いている蝋燭を置き続け、いつか、彼らの気がもっと綺麗になると、自然に天上に上がります。そして、その場所の雰囲気も自然に変わり、暖かく、落ち着く、穏やかな状態になります。

また、家に見えない動物たちがいる場合には、一般には蛇様や狐様の場合が多いようです。彼らが見えない理由の一つは、持っている体が私たちの体より進化し、気の体を持っているからです。

もし私たちの中で、誰かが自分の体を進化させ、彼らの体と同じようにすることが出来れば、即ち、それは仙人です。中国では、昔から目に見えない狐様は狐仙《コセン》、目に見えない蛇様は蛇仙《ジャセン》と名付けられています。

更に、すべての目に見えない動物たちに対して、何々仙という名付ける習慣は、中国には昔からあるようです。化け物という言葉の本来の意味は、気の体を持っている動物たちのことです。日本の昔話には、狸が良く登場するようです。その狸を狸仙《リセン》、或いは、狸仙《タヌキセン》と名付ければいいと思います。

これらの見えない動物たちが家にいる時、私たちと一緒の場所に住んでいるとしても、彼らには何の影響もありません。理由は、彼らが人間と異なる空間に存在し、しかも、人間のいる空間より次元の高い空間にいるからです。

これに対して、一緒の場所に住む人々は、住んでいる空間の次元のレベルが低いことと、人が持っている気が少ないことが理由で、体と精神に悪い影響を与えられます。例えば、疲れやすく、冷え性、うつ病、意識の異常などの症状が出る可能性があります。

これらの仙人のようなレベルの動物たちに、他の場所に移動して住むようにお願いする一つの方法は、飲み物や食べ物などを用意することです。内容は、お稲荷寿司を一皿、旬の美味しい果物を一皿、五杯の美味しい日本酒、五杯の美味しい焼酎、十本の火がついている蝋燭です。

もし、このようなことを日本以外の場所でする場合には、その国で生産された良いお酒と、良い食べ物を用意することです。例えば、ヨーロッパの場合には、美味しい赤ワインを十杯、美味しい旬の果物を一皿、美味しいチーズを一皿、及び十本の火が付いている蝋燭です。

そして、彼らがいる場所に、酒と火が付いた蝋燭などを、テーブルの上に二時間くらい置くことです。その後、蝋燭を消します。お酒と果物などは、それを使ってもよく、捨ててもよいです。

彼らはお酒など物理的なものを触ることがなく、味と香だけを吸収します。ですから、彼らが使っても、食事の物理的な量が変わることはなく、せいぜい、その酒などの香りと美味しさが変わる可能性がある程度です。

殆どの場合、このようなお酒などを吸収してから、彼らはどこかに引っ越しをします。例外もあります。一回の食事をさせても、まだその場にいる場合もあります。その場合、もう一度お酒などを用意し、テーブルの上に二時間くらい置くことにしましょう。

52、安らかな練習の場を選ぶ

瞑想、座禅、ヨーガ、気功などの気に関する練習を行なう時に、気の良い場所ですれば、もっと効果があります。理由の一つは、これらの練習を行っている時、体がかなりリラックスの状態になり、皮膚の状態がスポンジのように、周りの気や空気などが直接体に浸透する可能性が高いからです。

要するに、その時の周りの空気と気の状態が、直接的に体及び練習効果に影響を与えます。この意味で、練習をする前に良い場所を選ぶことは重要です。

特に初心者にとって、練習する環境の空気と気の良さを保つことはより重要で、良い練習効果が出るための一つの基本です。静かな感じ、落ち着く感じの環境、そして安らかさを感じ、穏やかな気を感じ、新鮮な空気も感じる明るくて日当たりの良い場所、高い建物や山の東側と南側にある場所、などを選んだ方が良い効果が表れやすいです。

反対に、病院の中、ごみ置き場の近く、落ち着きのない場所、ひんやりしてぞくぞくと感じる場所、新鮮な空気が保てない場所、不安を感じる場所、トイレ、建物や山の西側、騒音の強い場所などは、気の練習場としては適しません。

もし、外で体の練習をするための場所を選びたいなら、気の感じが良い場所、人が少ない場所、自分がいつもいる場所、練習のときに風のない場所などを選んだ方が良いです。気の感じが良くない場所、落ち着きのない場所、不安を感じる場所、人の多い場所、風がある場所などでは、練習をしないほうが良いでしょう。

しかし、長い年月をかけて気の練習を続けている人には、練習するときに、周り空気と気からの影響が少なくなります。理由は、これらの人たちは、持っている気の量が多く、質が良いので、周りの良くない空気と気が体に侵入するにしても、影響を受けることは少ないようです。

また、持っている気を天の気と一体化させた場合、或いはそれ以上の気と一体化した場合には、周りの気の良し悪しの影響を完全に受けなくなります。

逆に、練習をしているうちに、周りの気の質をもっと綺麗にし、気の量ももっと増やせるようになります。理由は、練習場所にある気や空気などの良し悪しは、あくまでも、地球上の環境のことだからです。

天の気と一つになっている人は、練習のときに天の気を動かすので、簡単にその場所の気を天の気のように変えられます。

53、練習とその効果について

体に関する練習を行う時に、どうしても良い場所を見つけられない時、或いは練習場所の気を感じることが難しいと思ったときに、練習をする前に、自らの意識でその場所の気を良くすることが出来ます。

そうすると、どんな場所でも練習場所とすることが出来ます。その為には、まず自分の内面的な良い環境をつくること、つまり内面的な安らぎや静けさ、穏やかさを持つことです。

そして、腰を掛け、心身をともにリラックスさせ、イメージで自分が天の空間にいるような感じにします。つまり、自分の周りにも、上にも、下にも、すべて星々がキラキラ光っているような夜空のイメージを持ちます。更に、自分の体の中にも、同じように星々がキラキラ光っているようイメージします。

このように一分間、二分間かイメージすれば、その場所に天気の気と星々の気があるようになります。そうすると、自分自身が天の空間の中にいるように、自分の周りに天の気が充満することが可能となります。

すると、練習をするときに天の気と繋がることと、天の気を体に流すこと、天の気と一体になることがしやすいので、病気を癒すこと、内臓のバランスを良く整えること、疲れを解消すること、気持ちをすっきりさせること、持っている気を浄化させること、生命力が強まること、などの効果があります。

また、体に潜んでいる見えない存在も浄化する効果があり、その中の、一部の恨みが深くない存在は、これらの練習によって天上に上昇する可能性もあります。更に、これらの練習は、体にある五つの神性の種を発芽させる効果もあります。

しかし、良い効果を得るために、練習は毎日行ったほうが良いです。生活の中で、食事は毎日する必要がありますが、これは体を維持するためです、そして毎日、トイレで体の要らないものを排出する必要がありますが、これは体の中の綺麗さを保つためです。

体の練習は、食事のように、トイレのように、毎日それを続ければ、持っている気を良い状態に保ちやすく、高い境地にも到達する可能性が高くなります。

可能であれば、毎日の練習は、同じ場所で行い、同じ顔の向きで行い、同じ時間で行います。そうすると、その場所の気の密度が普通の場所より高くなり、そこにいるとリラックスしやすく、気の状態に入りやすく、気の流れもよくなります。

54、座る練習その一

座る練習では、まず〝練習とその効果について〟に書いてあるように、自分が天の中にいるようイメージします。座る姿勢は、体が緊張しない程度に上半身と背筋を少し上のほうに伸ばし、体全体を立っている水袋のように、体の隅々のところまでリラックスさせます。

次に、心身ともにリラックスしながら、自分がつくった夜空のイメージをずっと感じること、及び意識がずっとその夜空のイメージを軽く見続けることです。

更に、天の気の実在を感じるまで、体をリラックスさせます。そして、プールや海水の中で体が浮くのと同じように、天の気で体を浮かすようなイメージをし、全身の力をすべて抜き、心身共に深い休みに入るような感じをもちます。

その時出来るだけ、体と呼吸など、体と関連する物理的な部分をすべて忘れ、体の中の空間も、周りの空間も、すべて星々がある空間のようにイメージをし、それを見続けます。

練習時間に関しては、十分間以上すればより効果的です。もし、心身が疲れを感じなかったら、三十分くらいすれば、もっと効果的です。

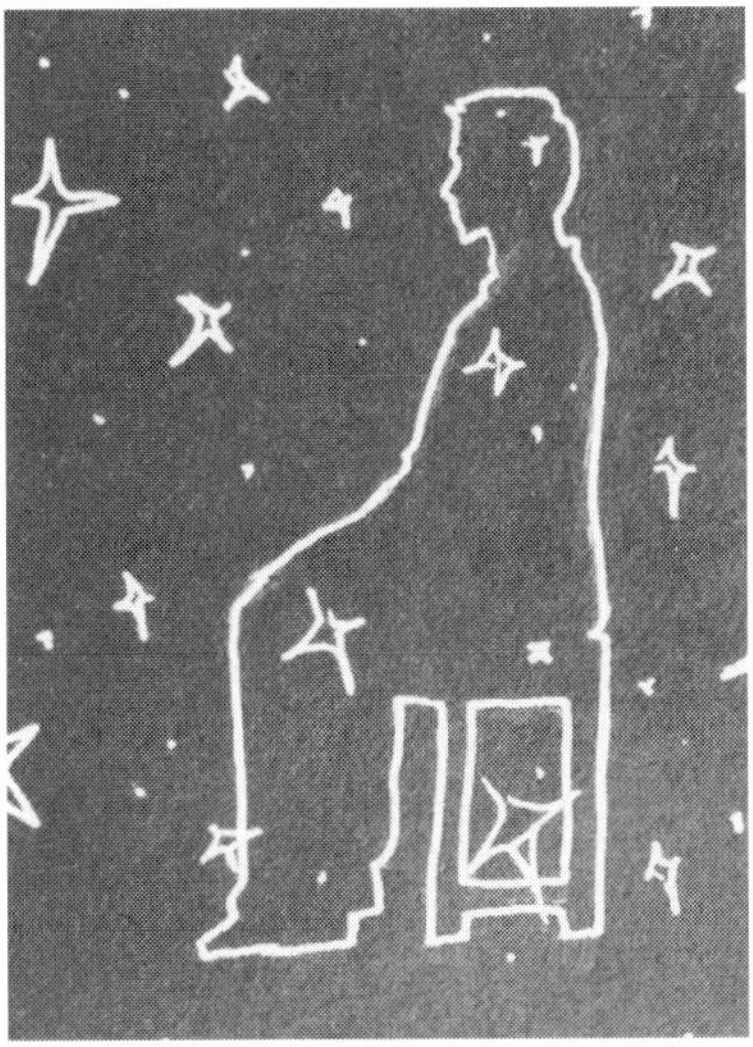
天の気で体を浮かされるように

55、座る練習その二

天体の中、ほぼすべての星々が、ずっと止まることなくぐるぐると循環しています。これは、星々が存在するための一つの基本的な動きです。星々と同じように、持っている気をぐるぐると循環させる練習は、星々の気と繋がりやすく、天の気とも繋がりやすくなるための練習です。

座る練習では、まず〝練習とその効果について〟に書いてあるように、自分を天の中にいるようイメージします。座る姿勢は、体が緊張しない程度に上半身と背筋を少し上のほうに伸ばし、体全体を立っている水袋のように、体の隅々までリラックスさせます。

そして、一つの直径が十センチから二十センチくらいの気の塊、或いはこのサイズの小さい太陽、或いは集まっている幾つかの星々などを想像して、絵のように循環させます。

この気の塊などを循環させるには、具体的に二つの流れがあります。まずは、頭のてっぺんから体に入り、胴体の中心をゆっくりと通り抜き、胴体の下にある会陰のツボ（陰部と肛門の真ん中）の下、二十センチのところまで流します。

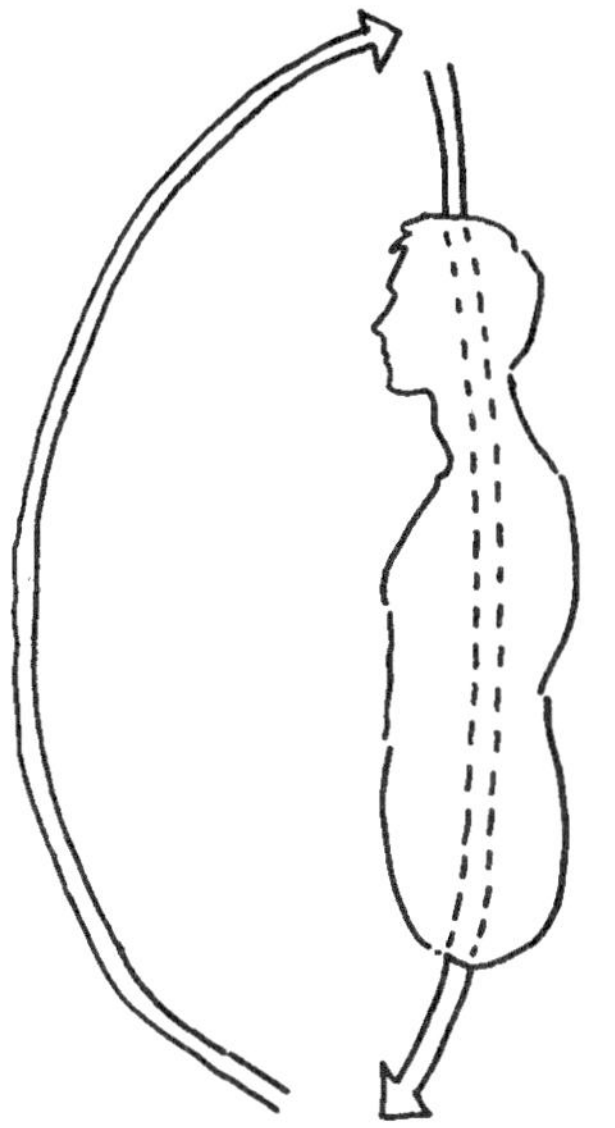

気の塊などをぐるぐる循環させる

次に、図のように、続けてこれらの気の塊などを下から、ゆっくりと体の前を通し、頭のてっぺんの上の方にまで流します。その次に、また続けて頭のてっぺんから入り、前に書いた一通りを繰り返します。

要するに、この気の塊などをぐるぐる循環させるための練習です。

練習の時間について、可能であれば十分間以上したほうがより効果的です。

この練習には二つの方法があり、もう一つは呼吸と共に行う方法です。どちらを選んでするかは、自分の好み次第です。呼吸を入れる練習は、まず、下腹部を軽く膨らましながら、イメージで気の塊などを頭のてっぺんから体に入れ、胴体の中心をゆっくりと通り抜き、胴体の下にある会陰のツボ（陰部と肛門の真ん中）の下二十センチのところまで流します。その時、空気が鼻から自然に入ります。次に、体全身をリラックスさせながら、この気の塊などを下から、ゆっくりと体の前を通し、頭のてっぺんの上のほうまで流します。その時、息を抜くように、ゆったりと軽く吐きます。

56、立つ練習その一

立つ姿勢の練習では、まず〝練習とその効果〟に書いてあるように、自分を天の中にいるようイメージします。立つ姿勢は、両足は肩くらいの幅で開き、自然に立ち、体が緊張しない程度に上半身と背筋を少し上のほうに伸ばし、体全体を立っている水袋のように、体の隅々のところまでリラックスさせます。

自分が夜空の真ん中に立ち、周りにキラキラしている星々がいるようなイメージをします。そして、その星々を地球の磁場の流れのような形に流し、自分の体を通り抜けるようにします。

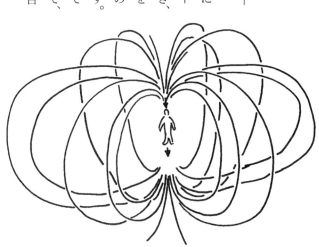

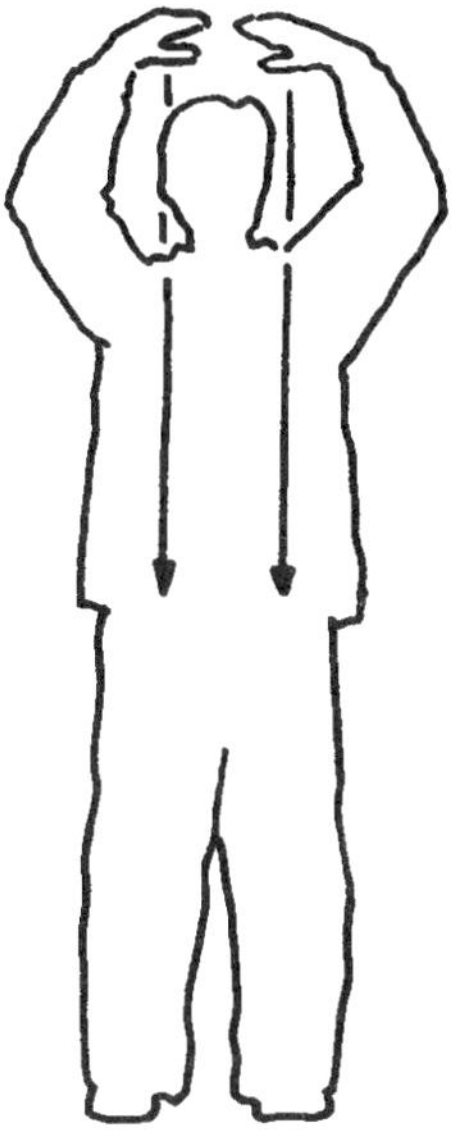

挿絵の1

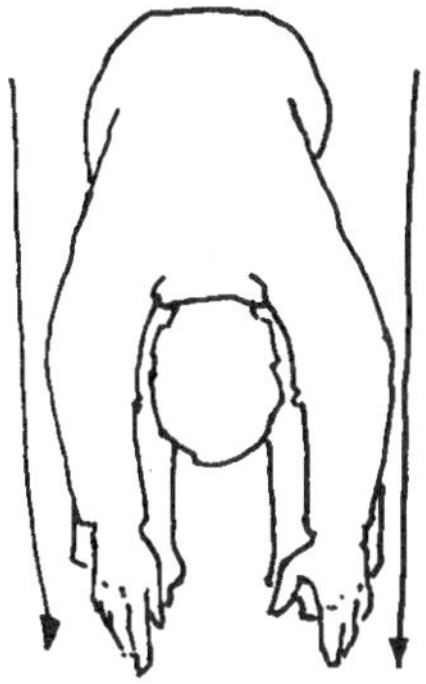

挿絵の2

練習は、まず両手を頭の上に上げ、手のひらを下の方に向けます。下腹部を軽くふくらましながら、上の方にあるたくさんの星々を磁場の流れるように、頭のてっぺんから体に入れ、体の中と体の周りをゆっくりと降ろし、足の裏の下、約五メートル以下のところまで流し、両腕も頭の上から、星々と同じようにゆっくりと下に降ろし、鼻から空気も自然に入るようにします。挿絵の1と挿絵の2.

次に、上半身を最初の姿勢にゆっくりと戻します。

全身をリラックスさせながら、足の下まで流された星々を、続いて地球の

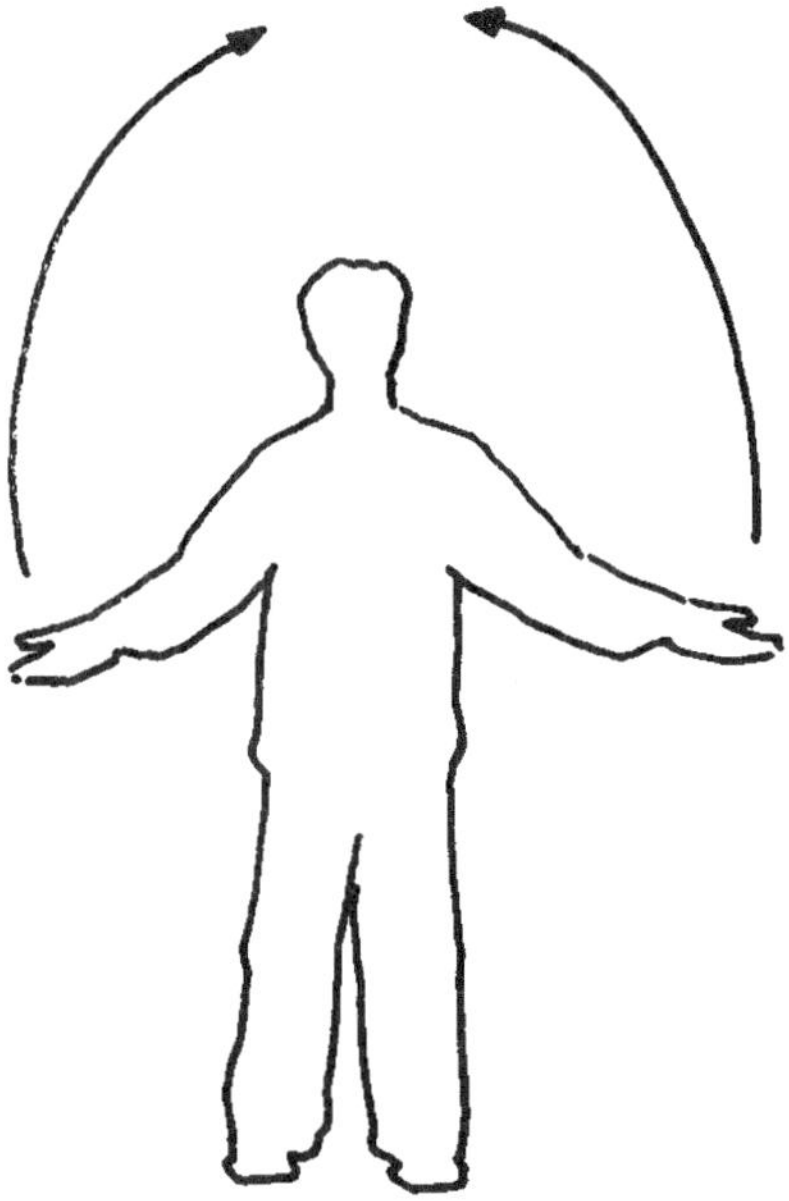

挿絵の３

磁場の流れのように、前後左右に開いてから上の方にゆっくりと持ち上げ、そして頭の上まで流し、両腕も頭の上まで上げます。これらの動作をしている間に、息も抜けるように、ゆったりと軽く吐きます。挿絵の3、

この星々を流す練習は、地球の磁場のように、始まりもなく、終わりもなくグルグルと循環させる練習です。肝心なところは、これらの星々をぐるぐると循環させる時に、いつも同じグループの星々だけを循環させることです。何回循環させたほうが良いかは、自分の時間によります。十回か、二十回か、時間があれば三十回以上したほうがもっと効果的です。

地球の磁場の流れと同じように練習することは、自分自身の波動を地球の波動と繋げること、地球のように天体の一つの存在とする効果もあります。いつか、自分の波動が地球の波動と同じになれば、地球のように、天体の中の一つの存在となることが可能となります。

しかしながら、星々を体の中に流すときに体に亡霊などが居る場合、その部分に気が通りにくくなります。それでも練習には、それほど影響がありません。

いつか、体の中に住んでいる亡霊などが少なくなったら、体の気も更に清らかになり、気を流すときの違和感も少なくなり、星々も簡単に体を通れます。

57、立つ練習その二

立つ姿勢の要領とイメージは、〝立つ練習その一〟と同じです。

練習は、まず、上半身を左から後ろに、いっぱいまでに捻じり回し、両手を頭の上まで上げます。そして、下腹部を軽くふくらましながら、上の方にあるたくさんの星々を磁場の流れるように、頭のてっぺんから入れ、脊椎の中だけをゆっくりと通してから、両足を通し、足の裏の下約五メートル以下のところまで流し、両腕も頭の上から下に降ろし、鼻から空気を自然に入れます。挿絵の4.

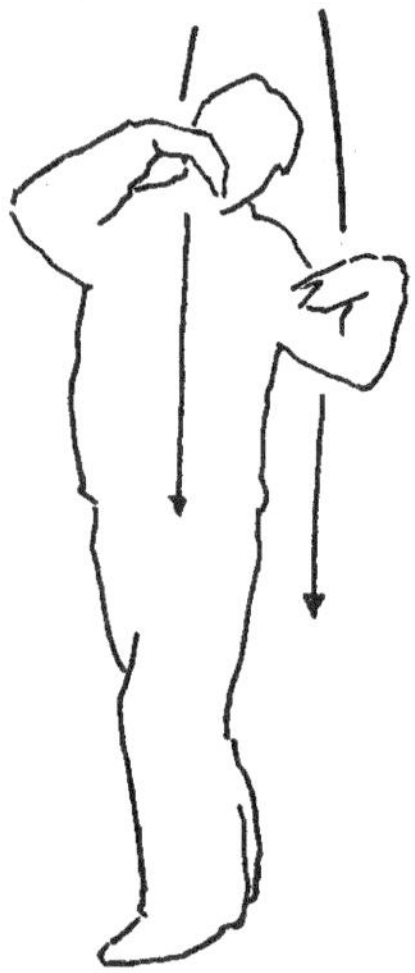

挿絵の4

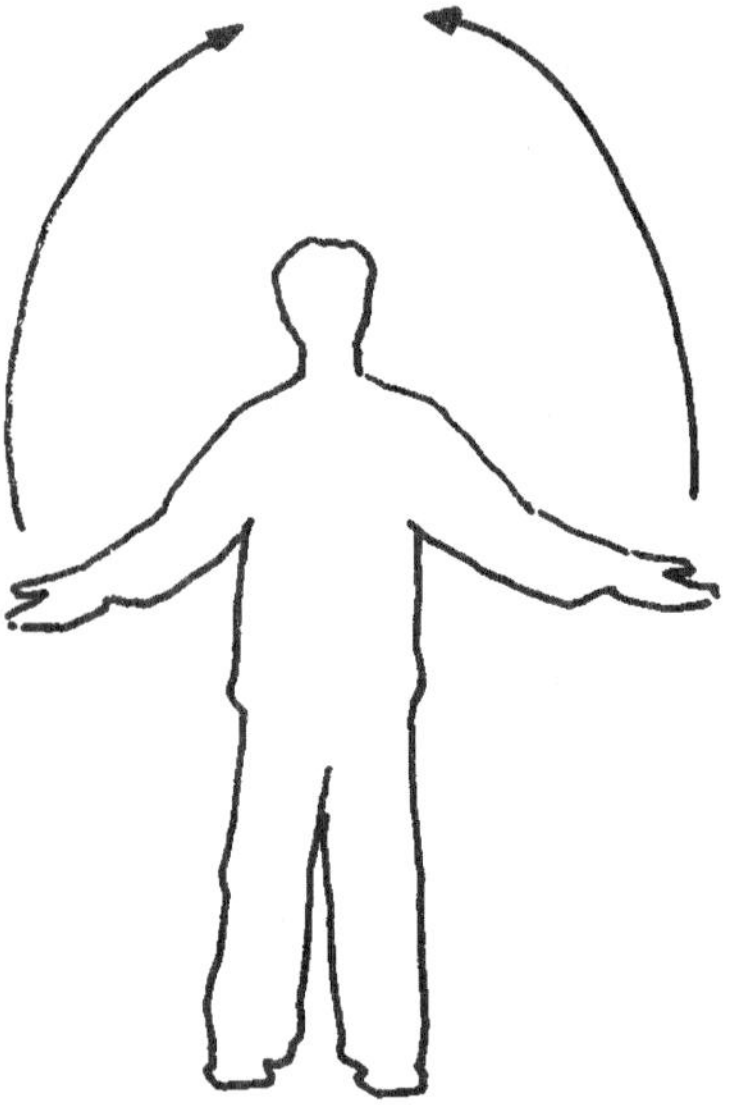

挿絵の5

次に、体と顔を前の方に戻します。

全身をリラックスさせながら、足の下まで流された星々を、続いて地球の磁場の流れのように、前後左右に開いてから上にゆっくりと持ち上げて頭の上まで流し、両腕も頭の上に上げ、息も抜けるようにゆったりと軽く吐きます。

挿絵の5、

その次は、上半身を右から後ろに、いっぱいまでに捻じり回し…後の要領は挿絵の4と同じです。そして、体と顔を前の方に戻します。ほかの内容は挿絵の5と同じです。

これら全部の練習で一回とし、十回以上したほうが効果的です。時間があれば三十回以上したほうがより効果的です。肝心なところは、これらの星々をぐるぐると循環させる時に、いつも同じグループの星々だけを循環させることです。

脊椎は、体の健康を支える重要な器官の一つで、その中の流れが滞っていなければ、体の健康をずっと保つことが出来ますので、少なくても、九十歳までは健康でいることが可能です。

58、立つ練習その三

立つ姿勢の要領とイメージは、〝立つ練習その一〟と同じです。

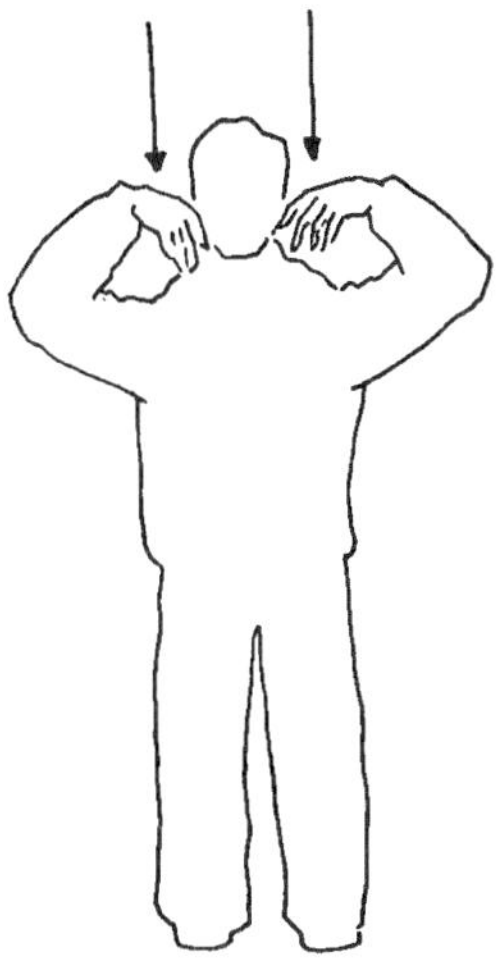

挿絵の6

練習は、まず両手を頭の上に上げ、手のひらを下の方に向けます。下腹部を軽くふくらましながら、上の方のたくさんの星々を磁場の流れるように、頭のてっぺんから入れて胸の方まで降ろしてから、両手を前から後ろに移し、続けて胸にある星々を下の方にゆっく

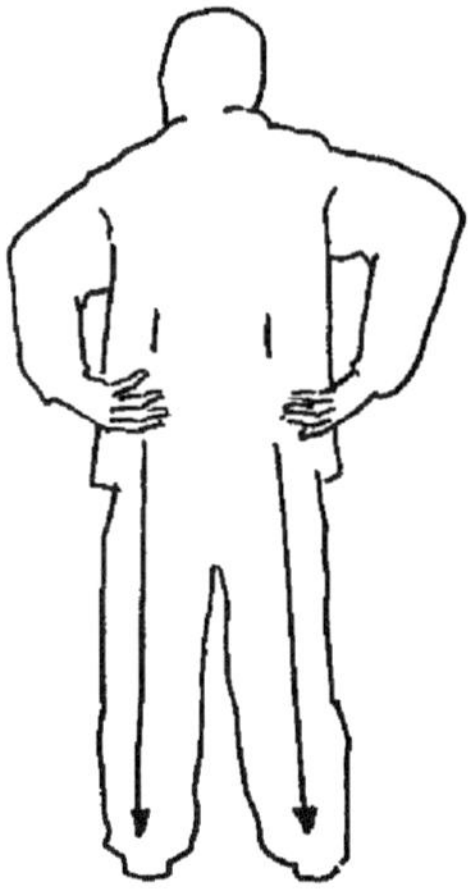

挿絵の7

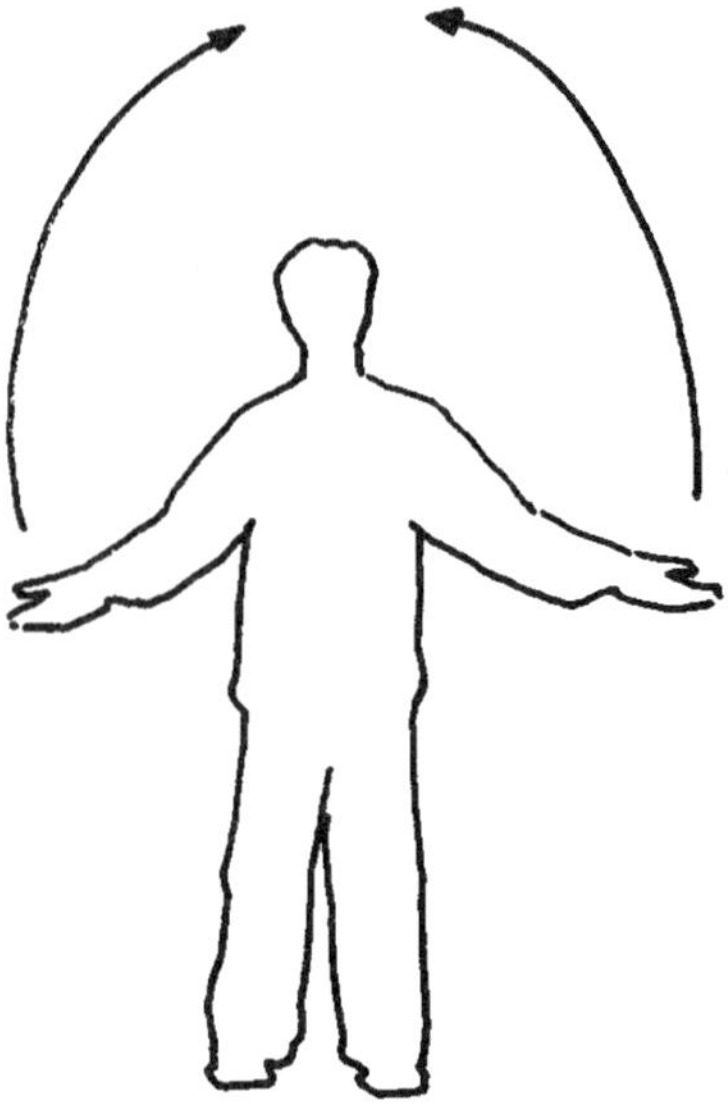

挿絵の8

りと通し、足の裏の下約五メートル以下のところまで流し、両腕も後ろから星々と同じようにゆっくりと下に降ろし、鼻から空気も自然に入れます。挿絵の6と挿絵の7．

次に、体の姿勢を最初の時に戻します。そして、全身をリラックスさせながら、足の下まで流された星々を、続いて地球の磁場の流れのように、前後左右に開いてから上にゆっくりと持ち上げ、頭の上まで流し、両腕も頭の上に上げ、息も抜けるように、ゆったりと軽く吐きます。挿絵の8、その次は、もう一度、星々を頭のてっぺんから入れ……というように、星々を身体に通り抜いたり、また周りから持ち上げたりする練習を繰り返します。

星々を、体の中に降ろしてから体の周りから上の方に上げるまでで一回とし、十回以上したほうが効果的です。時間があれば三十回以上したほうがより効果的です。

肝心なことは、これらの星々をぐるぐると循環させる時に、いつも同じグループの星々だけを循環させることです。

59、真人

真人の真の意味は、時間がいくら流れたとしても、変わることがなく、ずっと同じ状態のままに保てることです。

真人は、真の体をもつ人の意味です。つまり、その人は死ぬことがなく、時間がいくら流れるにしても、その体の様子が変わることなく、永遠に近いまで生きられる存在です。

これは、体を死なせずに、宇宙のようにずっと生きる目標を達成する人のことです。これについて、「黄帝内经，素问，上古天真论」に〝上古有真人者，提挈天地，把握阴阳，呼吸精气，独立守神，肌肉若一，故能寿敝天地，无有终时〟と書いてあります。

意味は、「遥かな昔、真人という存在があり、天地をコントロールし、陰と陽を左右し、精と気を呼吸し、ずっと神を守り、体を一という宇宙の元と一体化し、故に、天地と同じような寿命を持ち、終わることがなくなります。」

ここにある〝精と気を呼吸し〟という言葉の意味は重要です。なぜかというと、殆どの気に関する練習の方法の中で、最も基本的なのは呼吸の仕方です。言葉の細かい意味は、精と気に関わる呼吸をする、ということです。

精と気は、二つの存在です。

精は、物理的な体を組み立てる最も基本的な元素で、気の存在と似ていますが気よりもっと細かく、物理の空間に存在しています。ですからこの精は、肉体を高い次元に変化させる元でもあります。これに対して、気は気の空間に存在し、気の体を作るための元です。残念ながら、一般の場合には気と精のことを、まとめて気という言葉で表しています。（本書の他の節の中でも、精と気のことを、気という言葉だけにしています。ご理解ください。）

実は、気という概念の中に、三つの要素があり、これは、光の気、霧の気、精です。光の気は、光の気の世界に存在し、霧の気は、霧の気の世界に存在し、精は、物理の世界に存在しています。精は霧の気より細かく、より実在的な感じが多く、霧の気は光の気より細かく、より実在的な感じが多いです。

物理の体を精の体に変化させるために、長年に渡り、精によって体を清めること、精を体の栄養分とすることは肝心なことです。呼吸について、また、「庄子，大宗师」に〃真人之息以踵，众人之息以喉〃と書いてあります。意味は、真人は踵で呼吸をすること、一般人は喉で呼吸をするということです。つまり、踵で呼吸することは真人になる為のもう一つ肝心なところで、これが出来なければ、真人の境地に至ることも出来ないようです。

更に、真人の境地について、「洞元自然经决」に〃真人者，体洞虚无，与道合真〃と書いてあります。真人の体は空洞で、空気のような状態であり、道《ダオ》と一体化し、ゆえに真になります、という意味です。

ここに、真人に関する境地での説明は三つあり、まず、体が空洞で、次は、体が空気のよう、三つ目は、体が道《ダオ》と一体化していることです。

ところで、私たちが人のことを人と呼ぶ理由は、人の体を持っているからです。つまり、一旦、誰かが亡くなると、体が失われます。そして、自分という存在は、人の特徴がなくなり、見えない存在となって、亡霊、幽霊、鬼、お化け、魂などと呼ばれます。

この意味で、仏教の世界で、沢山の修練の成功者たちが羅漢、菩薩、仏、如来などの名前を名付けられる理由の一つは、彼らが人の体を持っておらず、気の体だけを持っているからです。

これに対して、仙人という名前の意味は、彼らが人の体を持っていて、その上に気の体も持っていることです。いつか仙人が、自分の肉体を精の体に変化させたら、もう真人のレベルに上がります。

つまり、持っている肉体を精のような体に変化させることが出来れば、仙人ではなく、真人です。真人は、肉体が精のような体に変化したので、逆にその精のような体から肉体に戻ることも、一瞬で出来るそうです。故に、真人と呼ばれます。

真人に至るまでの修練は、他のどんな修練の道より、もっと深く、もっと繊細です。故に、真人は三つの体を持ちます。精の状態に変化した肉体、霧の気の体、光の気の体です。

また、気の世界の理屈としては、

物理の体を維持するために、物理的な栄養を取り入れる必要があります。

法身という光の気の体を維持するために、光の気を栄養として取り入れる必要があります。

道身という霧の気の体を維持するために、霧の気を栄養として取り入れる必要があります。

反対に、物理的な栄養を吸収することで、体が自然に物理的な状態になります。

光の気を栄養として吸収すると、光の気の体が生まれます。

霧の気を栄養として吸収すると、霧の気の体が生まれます。

精を栄養として吸収すると、体を物理的に変化し、精のような体に変化します。

真人の道に入りたいのであれば、大切なのはまず沢山の時間をかけ、長い年月を通して善行を積み重ねること、そして気と精を栄養としてお腹がいっぱいになるまで、練習を続けることです。

あとがき

良いことだけ自分に向いてくれて、成功だけが欲しい、そして悪いことに遭いたくない、失敗はしたくないという考え方を持つ人は多いようですが、現実的には、そんなに甘いことではありません。

理由の一つは、生活の中に、良いことも、悪いことも両方とも現れる可能性があるのは、一般的なルールであり、まるで大自然の中の昼と夜の交代のようだからです。

もう一つの理由は、人として生まれた目的の一つが、精神の成長、心を広くすること、生命に関するテーマの勉強、そして自らの存在をもっと高い次元に上げることなどだからです。

この意味で、悪いことに巻き込まれたり、失敗を与えられたりしても、それは自分の精神が鍛えられたり、強化されたりするチャンスでもあります。更に、人生の経験も積むことができ、勉強にもなり、新たな道を開くきっかけにもなります。

そして良いことと悪いこと、失敗と成功は、立場と見方を変えることによって感覚も変わります。例えば、欲しいものを手に入れられなかったこと、買いたいものが買えなかったこと、自分の計画が実現できなかったことなどは、自分の耐える力と我慢する力を強くするための訓練でもあり、新たな選択と計画を作るチャンスでもあります。

〝昔、あの社長が私に酷いことをしたからこそ、今この新しいところに居られるのだ〟

〝昔の先生から、かなりのいじめを受けたからこそ、今は独立できた〟

という話をよく聞きました。

悪いことに遭わない人生、失敗のない人生は、もっとも悲しい人生でもあると思います。なぜかというと、このような人たちは、精神的な衝撃とショックを受けたことがないため、百歳になったとしても、意識と精神の成長ができず、いつまでも子供の意識のままで生きています。

私も人生の中で、今までいろいろな不運と、苦しみをもたらされたことは、すべて自分の成長と試練の欠かせない階段だったと感じています。そして、自分の内面の調和を保ちながら、これらの不運と苦しみに耐えることで、自分も成長することができ、持っている気もより清潔になっていくのだと気づきました。

また、自分が困っていた時に、誰かが助けてくれたことと、メッセージを送ってくれたことも、すべて私の勉強と成長のため、苦難を乗り越えるためのことです。今になって、これらのことを考えると、何より嬉しく思います。

そして彼らから得た情報と知恵などを、皆さんと分かち合うために、この一冊の書物を書きました。この書物が皆さんの生活の中で、ほんの少しだけ役に立つことができれば、私の幸いだと思っています。

今まで、私のために、いろいろな形で力を貸してくれたすべての存在たちに、心を込めて感謝いたします。

更に、この書物を読んでくれる皆様にも、心を込めて感謝いたします。

この書物の中で、説明をわかりやすくするために、霊、亡霊、化け物などの言葉を使っています。しかし、このような言葉にはあくまでも、見えない存在に対する差別が感じられます。ですから、普段はこれらの見えない存在に対して、すべて〝友達〟という言葉を使ったほうが、より親しく、近い感じがあり、彼らもその言葉の暖かさを感じ、喜んで受け取れるようです。ご理解いただければと思います。

私も、普段は彼らを〝友達〟と言う言葉を使って説明しています。

2021年7月28日

著者紹介

孫　俊　清（そん　しゅんせい／Sun Junqing）

1961年上海生まれ。

1987年上海にて気功師として治療を始める。

1991年より滞日。健康法、治療法の普及に努める。

2007年よりスペイン滞在。ヨーロッパにも活動の域を広げる。

40年間にわたり、気の世界と健康法に関する研究を続けている。

修真

生命を高める道

発 行 日　　2021年12月4日

著　　者　　孫　俊　清

発 行 所　　一 粒 書 房

〒475-0837 愛知県半田市有楽町7-148-1

TEL (0569) 21-2130

https://www.syobou.com

編集・印刷・製本　有限会社一粒社

ISBN978-4-86743-045-3 C0010